Edgar M. Wenzel/»So heilt Johann Bayerl!«

Edgar M. Wenzel

»So heilt
Johann Bayerl!«

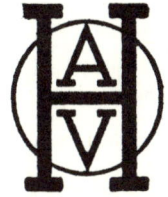

Annelies Huter Verlag / München

Copyright 1979 by Annelies Huter-Verlag, München, und Autor.
1. Auflage
Alle Rechte, insbesondere das der Übersetzung in fremde Sprachen, Verfilmung, Fernsehbearbeitung und Dramatisierung im In- und Ausland vorbehalten.
Auszugsweiser Abdruck für Zeitungen und Zeitschriften nur mit vorheriger Genehmigung des Verlages
Druck: Druckerei Eimannsberger, München
Printed in Germany
ISBN 3-87367-000-3

INHALTSVERZEICHNIS

Bayerl in der Skizze	11
Besser Heilpraktiker als arbeitslos	15
War diese Heilung ein Wunder?	21
Ein Bayerl gibt nicht auf	33
Johann Bayerl und seine Thesen	39
Der Diät- und Therapieplan	53
Johann Bayerl aus der anderen Perspektive	63
Letzte Station: Bayerl	99
Aus Bayerls Rezeptbüchlein	117
Ein ähnliches Schicksal	127
Das Geschäft mit dem Krebs	135
Eine andere Außenseiter-Methode	143
Das Lebenswerk Bayerls im Interview	163
Anhang: Selbsthilfe mit Heilkräutern	173

VORWORT

Weshalb ich das »Bayerl-Buch« schrieb . . .
Diese Frage könnte man eigentlich ganz einfach beantworten: Weil es eine Notwendigkeit war.
Johann Bayerl kenne ich gut zwei Jahrzehnte. Ihn und seine Arbeit. Und ebensolange kenne ich seinen Kampf um Anerkennung seiner Naturheilmethode. In all den Jahren stand ich immer wieder mit ihm in Kontakt. Bayerl heilte und half den Menschen. Er ist so etwas wie ein Stück Legende geworden unter all den Naturheilkundigen. Weil er es aber wagte, sich mit der ›Geißel der Menschheit‹, dem Krebs, auseinanderzusetzen, wurde er als Scharlatan, als umstrittene Persönlichkeit bezeichnet. Immer wieder stand Bayerl vor Gericht. Wegen unerlaubter Ausübung einer Heilpraxis. Denn ein Nichtakademiker kann sich nicht an die Ausheilung einer unerforschten Krankheit wagen. In keinem einzigen der Fälle war Bayerl angeklagt, daß er einen Patienten verpfuscht hätte. Ganz im Gegenteil. Hinter all seinen Verurteilungen standen spektakuläre Heilerfolge. So spektakulär, daß selbst Schulmediziner diesem Bayerl ihre schwierigsten Fälle überwiesen. Aus meiner Sicht war ein Buch über Bayerl gewissermaßen dringende Notwendigkeit. Es war nicht nur die Aufzeichnung seines Lebensweges, der mich beeinflußte, sondern vor allem die Ohnmacht eines Menschen gegenüber einer akademisch gebildeten Minderheit. In vielen meiner Artikel, in den verschiedensten Zeitungen betonte ich immer wieder, daß man selbst einem blinden Huhn, das ein Korn gefunden hat, eine Chance einräumen muß, der Menschheit Gutes zu tun. In besagtem Fall sogar aus reinem Idealismus heraus. Denn für Bayerl sind seine Erfolge nicht das große Geschäft. Ich möchte beinahe sagen, gar kein Geschäft. Er ist nur beseelt von dem Gedanken, helfen zu wollen, weil er helfen kann.
Jahrelang habe ich den Fall Bayerl studiert. Ich habe sowohl die negativen als auch die positiven Stimmen gehört. Die negativen kamen aus schulmedizinischen Kreisen. Da hieß es, ein Bayerl hat nicht studiert, kann also gar nicht heilen. Und im gleichen Atemzug erfuhr ich, daß Hunderte von Ärzten ihre hoffnungslos aufgegebenen Patienten nach Salzburg zu eben diesem Bayerl sandten. Seit Jahrzehnten befindet sich Bayerl im Kampf mit den verschiedensten Ärztekammern. Und eben jene, bzw. deren Mitglieder, stellten Überweisungsscheine für eine Behandlung durch Johann Bayerl aus. Wenn man all dieses Material sichtet, dann

treibt es einem die Gänsehaut über den Rücken. Auf der einen Seite greift man den Naturheilkundigen an, auf der anderen wendet man sich an ihn, wenn man selbst nicht weiter weiß. Nicht nur ich als einfacher Journalist, sondern Sie alle, liebe Leser, werden sich da fragen: wie kann es so etwas geben? Erinnert das alles nicht an Szenen aus einem Gruselfilm?
Jeder Schulmediziner hat seinen Hippokrates-Eid abgelegt. Und damit bekannte sich der graduierte Arzt dazu, alles zu tun, um dem Menschen zu helfen. Im übertragensten Sinne des Wortes würde das bedeuten, daß man auch Außenseitermethoden zu Rate ziehen müßte, um einem Kranken das wichtigste Gut seines Lebens, nämlich seine Gesundheit, zurückzugeben. Und diesen Faden könnte man noch weiter spinnen. Sicherlich gibt es sehr viele, und das sollte uns allen bewußt sein, Moliére'sche Kranke, also eingebildete Kranke. Und ebendiese geraten am schnellsten in eine Massenhysterie. Und wiederum dieselben sind es, die Tausenden von Wunderheilern und solchen, die sich dafür ausgeben oder dafür halten, zu Vermögen und großem Umsatz verhelfen.
Johann Bayerl ist kein ›Umsatztiger‹. Er ist das geblieben, was er seit eh und je ist. Ein einfacher Mensch mit bescheidener Lebensweise. Er hat sich nie an Kranken bereichert, sondern immer nur aus bestem Wissen und Gewissen geholfen. Und das ist es eigentlich, das mir an ihm so imponiert. Und trotz dieses Verhaltens wurde und wird er angegriffen.
Als Journalist sehe ich meine Aufgabe darin, die Menschheit wachzurütteln. Nicht nur wegen eines Bayerls, sondern wegen eines, in meinen Augen veralteten, Standpunktes. Auch der Schulmediziner nämlich ist dazu verpflichtet, einen Bayerl oder seine Methoden nach dem Wahrheitsgehalt zu überprüfen. Statt all der vielen Anfeindungen wäre es doch zweifellos vernünftiger, diesen Johann Bayerl mit echten Argumenten der Scharlatanerie zu überführen. Dies aber wurde bis zum heutigen Tage verabsäumt. Alles, was man einem Bayerl vorwerfen kann ist, daß in Österreich der Beruf des Heilpraktikers verboten ist. Gleichzeitig aber arbeiten Ärzte mit ihm zusammen!
Deshalb, lieber Leser, ist dieser Bayerl ein Buch wert. Mehr noch, er wäre viele Bücher wert. Denn, und das ist mein persönlicher Standpunkt, sollte dieser Bayerl tatsächlich des Rätsels Krebs Lösung gefunden haben, dann wäre es unsere verdammte Pflicht, dieser Lösung nachzugehen. Dies kann aber nur durch schlagkräftige Beweise geschehen und nicht durch leere Phrasen. Immerhin wurde inzwischen die Bayerl-Therapie von einem deutschen Heilmittel-Werk in Produktion genommen und vielleicht morgen schon werden Ärzte ebendiese Therapie verschreiben.
Persönlich bin ich überzeugt, daß Bayerl irgendwann einmal als ›Markstein moderner Medizin‹ bezeichnet wird.

Ganz einfach, weil er nichts anderes tat, als längst vergessene Naturgesetze wieder in unser Bewußtsein zu rücken. Vieles in dem vorliegenden Buch mag ungewöhnlich sein. Den herkömmlichen Therapien und Verordnungen widersprechend. Aber – und das ist bewiesen – genau mit diesem Konträren zu unserer derzeitigen Anschauungswelt hatte Bayerl in mehr als 4000 Fällen Erfolg. Und in dieser Vielzahl kann es sich doch nicht um ärztliche Fehldiagnosen handeln.

Dieses Buch habe ich nicht geschrieben, um mit der Schulmedizin zu polemisieren, es soll vielmehr der Aufruf sein, mit jenen zusammenzuarbeiten, die es verstehen, vielleicht nur aus gesundem Menschenverstand oder Instikt heraus der Natur ihre Geheimnisse abzulauschen.

Und damit wir uns nicht falsch verstehen. Die Schulmedizin hat in den letzten Jahrzehnten Ungeheures geleistet. Neue Entdeckungen, neue Methoden, neue Therapien haben nicht nur die Lebenserwartung des Menschen emporgeschraubt, sondern auch das allgemeine Wohlbefinden des homo sapiens, dessen Gesundheit zu einer Hochblüte getrieben. Es ist sehr viel geschrieben worden auf dem Sektor Medizin und fast täglich erfahren wir neueste Forschungsergebnisse, spezifische Behandlungsmethoden. Speziell meine ich damit das Gebiet der Chirurgie. Nur etwas, und das ist meine persönliche Kritik, scheint mehr und mehr in den Hintergrund gedrängt worden zu sein. Daß wir alle, und wenn wir auch das höchstentwickelte Lebewesen auf dieser Erde sind, einem nach wie vor unerforschtem Naturgesetz unterliegen, das letzten Endes unser Schicksal bestimmt. Heute spricht alle Welt von der ›Geißel der Menschheit‹, vom Krebs. Der Welt beste Ärzte tappen im Dunkeln. Operieren, bestrahlen, therapieren. Und können trotzdem nicht mit Sicherheit helfen. Das Wort ›Sicherheit‹ möchte ich auch im Fall Bayerl ausschließen. Aber immerhin hat dieser Salzburger derartige Erfolge und zwar mit Kräutern und Diäten, die weltweites Aufsehen erregen. Seit 40 Jahren arbeitet Bayerl mit den Naturheilmethoden. Ebensolange wird er angegriffen, verspottet und geklagt. Ohne echte widerlegende Beweise. Und das macht mich als verantwortungsbewußten Journalisten nachdenklich: Hätte uns ein Bayerl bereits vor 40 Jahren von dieser Geißel befreien können? Oder hielt er uns 40 Jahre lang zum Narren? Wenn letzteres der Fall gewesen sein sollte, dann fehlt uns jeder akademische Beweis, daß dem so ist.

In diesem Sinne möchte ich mein Buch verstanden wissen. Sie bekommen damit, liebe Leser, nicht ein Selbsthilfeverfahren gegen Krebs in die Hand. Sie bekommen aber etwas anderes. Den Fahrplan zu einem gesunden Leben. Nach den Ansichten eines erfolgreichen Naturheilkundigen. Und die Gewißheit, daß es Außenseiter der Medizin gibt, die, wenn auch nicht anerkannt, Hilfe dort bringen können, wo sie von Not ist. Denn bisher hat Bayerl geholfen. Dann, wenn der Kranke noch rechtzeitig zu ihm kam.

Abschließend: Deshalb schrieb ich dieses Buch. Deshalb, weil man auch in unserer modernen Zeit noch ein kleines Denkmal jenen setzen sollte, die der Natur ein Geheimnis abzulauschen verstehen. Zu unser aller Wohl.

Wien, im März 1979

Edgar M. Wenzel

BAYERL IN DER SKIZZE

Johann Bayerl, das ist das Leben eines Heilers, der kein Heiler sein darf. Er darf es gesetzlich nicht! Der heute 73jährige lebt im österreichischen Salzburg. Und in Österreich ist der Beruf eines Heilpraktikers verboten. Seit dem Jahr 1945. In Deutschland legte Johann Bayerl ebenfalls – und gleich zweimal! – seine Prüfung als Heilpraktiker ab. Aber auch dort darf er kranken Menschen nicht helfen, weil dem Heilpraktiker die Krebsbehandlung gesetzlich verboten ist.

»In Deutschland, in Bayern«, erinnert sich Bayerl »bekam ich drei Monate Gefängnis, unbedingt. Das war sehr hart!« Diese Strafe war nicht die einzige eines Johann Bayerl. Immer wieder wurde er vor Gericht zitiert, abgeurteilt. Bei einer dieser Gerichtsverhandlungen war ich selbst dabei. Nachdem die zuständigen Paragraphen für den »Sünder« Bayerl voll zur Geltung gekommen waren, meinte der Staatsanwalt mit einem bedauernden Unterton in seiner Stimme zu mir: »Was soll ich machen? Mir sind die Hände gebunden. Daß Bayerl vielen Hoffnungslosen geholfen hat, das weiß ich. Vielleicht wären diese Menschen heute nicht mehr am Leben. Aber – unsere Gesetze verbieten diese Hilfe!«

Warum dieser Johann Bayerl bei den Gesetzgebern in Schwierigkeiten geriet? Weshalb ihn Ärztekammern, Sanitätsräte oder Heilpraktiker-Verbände verfolgen? Die Antwort auf diese und viele ähnliche Fragen ist einfach, und doch sehr kompliziert! Johann Bayerl, der ehemalige Schneider aus einem kleinen Ort bei Krumau im Böhmerwald, wagte sich an die Heilung der bis heute umstrittensten Krankheit: den Krebs!

»Lächerlich«, werden Sie, lieber Leser dieses Buches sagen, »bis heute hat weder die Medizin noch sonst irgendeine Wissenschaft Ursache und endgültige Bekämpfung dieser Geißel der Menschheit herausgefunden. Und was einer Welt voll Ärzten und Forschern nicht gelang, soll dieser Johann Bayerl gefunden haben?«

In meinem nunmehr 25jährigen »Journalistendasein« habe ich ungezählte Male über diesen Johann Bayerl geschrieben. Über diesen liebenswürdigen älteren Herrn, der mit seiner österreichischen Frau das Idealehepaar schlechthin verkörpert. Die beiden leben in einem kleinen Haus an der Münchener Bundesstraße in Salzburg. Und wenn man nicht wüßte, wer dieser Bayerl ist, dann würde man in ihm einen ehemaligen Beamten vermuten, der jetzt seinen wohlverdienten Ruhestand konsumiert.

Nur – Johann Bayerl kennt keinen Ruhestand! Sein Leben bisher war Kampf.

Und so ist er auch in seinem Alter Kämpfer geblieben. Für eine Sache, von der er überzeugt ist.
»Ich kann«, meint Bayerl, »den Krebs bekämpfen, vorausgesetzt, daß er das Endstadium noch nicht erreicht hat!«
Hunderte, nein, Tausende sind es, die ihm diese Behauptung bereitwillig bestätigen. Darunter Ärzte, die von ihren eigenen Kollegen aufgegeben waren. Und die ihre Gesundheit bei Bayerl neu erlangten! Auf dem »medizinischen Schwarzmarkt« wird Johann Bayerl wie eine Ware gehandelt. Und nicht selten »überweist« ein Mediziner einen Patienten, für den es kaum noch Hoffnung gibt, an den »verbotenen Heiler«. Nur, das alles ist natürlich streng illegal. Denn, wie schon gesagt, einen Heilpraktiker gibt es in Österreich gar nicht, in jedem Fall keinen, der Krebs heilen kann.
Vor einigen Jahren starb in Österreich ein Mann namens Paul Gamsjäger. Er lebte in Gosau, war eigentlich Bauer und in der Mundart das, was man einen »Boanlrichter« nennt. Gamsjäger machte sich seinen Namen aber nicht durch das Einrenken gebrochener Knochen, sondern durch die Krebsbekämpfung. Auch ihn besuchte ich wiederholt vor etlichen Jahren, las die Briefe, die man an ihn schrieb, voll Dankbarkeit für eine verloren geglaubte Gesundheit. Und – wie sich doch die Schicksale gleichen! – auch Paul Gamsjäger wurde immer wieder vor Gericht gestellt und verurteilt. Lassen Sie mich in diesen Zusammenhang von einer Groteske berichten:
Paul Gamsjäger wurde wegen unerlaubter Ausübung einer Heilpraktiker-Tätigkeit zu 14 Tagen Arrest verurteilt. Er hatte einer Frau bei Hautkrebs – übrigens erfolgreich! – geholfen. Ein Arzt hatte ihn angezeigt, es kam zu der bewußten Verurteilung. In seiner Zelle bekam Paul Gamsjäger prominenten Besuch: Der Staatsanwalt entschuldigte sich bei dem »Boanlrichter«, daß er auf einem Urteil laut Gesetz bestehen mußte. Und – gleichzeitig bat er den »verbotenen Heiler«, daß er seiner Tochter helfen möge. Dies tat auch Gamsjäger, und er heilte die Tochter des Staatsanwaltes.
Damals fand ich in der mir zur Verfügung gestellten Post an Gamsjäger das Dankschreiben eines Wiener Arztes. Diesen beschloß ich zu sprechen.
»Um Gottes Willen«, rief dieser Chefarzt eines Wiener Krankenhauses, »nennen Sie nur ja nicht meinen Namen. Ich könnte sonst meinen Doktorhut endgültig an den Nagel hängen!«
Dieses Versprechen gab ich gern und habe es bis zum heutigen Tag gehalten. Dafür bekam ich diese Geschichte zu hören:
Die Assistentin jenes Chefarztes war an Brustkrebs unheilbar erkrankt. Niemand, kein Arzt, keine Medizin konnten ihr mehr helfen. Sie war aufgegeben.
»Da schickte ich diese Hoffnungslose«, so der Mediziner im Gespräch mit mir,

»zu Paul Gamsjäger. Vielleicht tat ich dies nur deshalb, um ihren Lebenswillen noch etwas zu erhalten. Ja, und Gamsjäger gab ihr verschiedene Kräutertees, Umschläge aus natürlichen Mitteln. Für mich ist das alles heute noch unfaßbar, aber – meine Assistentin wurde restlos ausgeheilt!« »Warum, zum Teufel,« entfuhr es mir, »erzählen Sie von dieser Sache nicht öffentlich? Als Mediziner, eingedenk eines geleisteten Hippokrates-Eides wären Sie dazu sogar verpflichtet. Verpflichtet, der kranken Menschheit zu helfen . . .!«
»Ja, ja,« bestätigte jener Chefarzt, »Sie mögen recht haben. Aber – ich bin auch nur ein Mensch. Soll ich meine Karriere aufs Spiel setzen? Soll ich mir einen neuen Beruf suchen müssen? Sie wissen doch, in Österreich gibt es keine Heilpraktiker. Nicht offiziell. Und wir Ärzte dürfen mit diesen – ob nun erlaubt oder nicht! – schon gar nicht zusammenarbeiten. Oder – wir müssen gehen!«
Übrigens, selbst ein Professor Schönbauer, legendärer Chirurg am Wiener Allgemeinen Krankenhaus, wandte sich immer wieder um Rat an Paul Gamsjäger. Schönbauer ist bereits verstorben. Als ich von der »Zusammenarbeit Schönbauer und Boanlrichter« erfuhr, verpfändete ich mein Ehrenwort, zu Lebzeiten eines der beiden Betroffenen kein Wörtchen zu schreiben. Heute kann ich dies ruhigen Gewissens tun, denn einem Schönbauer kostet es keinen Doktorhut mehr, einem Gamsjäger keine Freiheit . . .
Nun, in Johann Bayerl scheint sich ein »Gamsjäger-Schicksal« zu wiederholen. Es scheint allerdings nur so, denn Bayerl konnte, wenn auch spät, Anerkennung finden. Doch darüber in einem späteren Kapitel.
Wenn wir hier von einem Mann hören, dann wollen wir wohl zunächst einmal seine Person kennenlernen. Dies kann – aus meiner Sicht! – freilich nur subjektiv sein. So also sehe ich diesen Bayerl: Ein Mensch, der das sagt, was er auch denkt. Ohne Rücksicht darauf, daß er sich durch allzu freimütiges Wesen sehr viele Feinde schaffen kann. Vielleicht ist er der »letzte Ritter unter den Heilern«, die da am Schild stehen haben »viel Feind', viel Ehr'«.
Beides trifft auf Bayerl zu. Seine Feinde sitzen in allen Lagern und Schichten der modernen Medizin, in Heilpraktikerkreisen und selbst bei einer Reihe von Zeitungen. Seine Ehr' wird ihm tagtäglich durch eine Unzahl von Briefen zuteil. Wenn ihm wieder einer jener Hoffnungslosen schreibt, Bayerl konnte helfen, Bayerl hat geheilt.
Und Bayerl ist auch das, was man kurzweg ein Original nennen könnte. Dies kommt speziell dann zum Durchbruch, wenn er lospoltert:
»Der Raucher ist ein Stinktier! Weshalb eigentlich soll der Mensch rauchen müssen? Der Raucher soll sich anstatt einer Zigarette lieber einen Gummischnuller ins Maul stecken. In beiden Fällen ist er wieder Säugling!«
Hat dieser Bayerl nie geraucht in seinem Leben? Doch, er hat. Und wie! Hat er

aus gesundheitlichen Gründen mit dem Nikotingenuß aufgehört.? Die Antwort ist ebenso liebenswert wie ehrlich, wenn Bayerl sagt:
»Oh, ich habe täglich zwischen 35 bis 40 Zigaretten geraucht. Mit einem Mal aber habe ich aufgehört. Und das hatte diesen Grund: 1941 wurden die Zigaretten auf täglich 20 Zigaretten rationiert. Da habe ich mir gedacht, mit diesen 20 Zigaretten habe ich einfach zu wenig, da brauche ich gar keine mehr! Also rauchte ich meine letzte Zigarette, und dann habe ich mir schon gar keine mehr gekauft. Wenn ich nämlich solche Glimmstengel nicht bei mir hatte, dann kam ich ja nicht in die Versuchung, mein gutes Geld einfach zu verbrennen. Abgesehen davon, so überlegte ich mir, daß ich Bargeld einfach entzündete, schade ich auch noch meiner Gesundheit. Wenn ich weiterrauche, dann unterstütze ich die Staatsfinanzen, verpeste die Luft und stelle mich als Erwachsener auf die Stufe eines Säuglings. Soll ich denn ewig ein Trottel sein und mit einem Lutscher im Maul herumrennen? Nein, mein Körper muß sich mit meinem Willen abfinden. Denn – was sollte dominieren? Der Körper oder der Wille? Wenn man mit dem Rauchen tatsächlich aufhören will, dann muß man ein Dickschädel werden. Das geht. Das ist das beste Rezept!«
Ja, so hörte ein Bayerl mit dem Rauchen auf. Heute befindet sich an der Eingangstür zu seinem Salzburger Haus ein kleines Schild für jeden Besucher: »In diesem Haus ist das Rauchen unerwünscht«. Und jeder, der zu Bayerl kommt, hält sich daran. Selbst ich nahm diese »Pein« auf mich und verbrannte mein Geld später, in kleinen Pausen, im Garten von Bayerls Wohnsitz.
»Da hat mich,« erzählt mir Bayerl, »ein Schweizer angerufen. Der Mann war noch keine 40 Jahre alt und hatte unheilbaren Krebs. Habe ihn gefragt, ob er raucht. ›Natürlich‹, sagte dieser Mann, ›wie ein Schlot!‹ Mit dem war ich rasch fertig. Habe ihm einfach gesagt, wenn Sie die Raucherei nicht einstellen, dann kommen Sie erst gar nicht zu mir, sondern besorgen Sie sich lieber einen preiswerten Sarg. Ein paar Tage später kam der Kranke nach Salzburg. Sein Leben war ihm lieber als die Raucherei. Und so konnte ich ihn heilen!«
Und das gehört ebenfalls zu einem Bayerl. Entgegen vielen anderen Naturheilern ist Bayerl ein »Obstgegner«. Wenn er – wie in späterer Folge zu berichten sein wird – gegen Früchte zu Felde zieht, dann tut er dies im Auftakt mit dem kernigen Ausspruch: »Der Mensch ist doch kein Vieh!«
Diese kleine Bayerl-Skizze also vorweg. In diesem Bild wird noch sehr viel die Rede von ihm sein. Sein Bild wird sich abrunden, vervollständigen.

BESSER HEILPRAKTIKER, ALS ARBEITSLOS

Ehe wir auf das Schaffen eines Johann Bayerl detailliert eingehen, wollen wir uns mit seinem »Lebenssteckbrief« vertraut machen. Andere Autoren würden hier vielleicht sagen: Lesen wir seinen Lebenslauf.
Johann Bayerl wurde am 12. September 1906 in einem kleinen Ort bei Krumau im Böhmerwald geboren. Er ist also Sudetendeutscher, jetzt mit österreichischer Staatsbürgerschaft ausgestattet. Insgesamt waren es fünf »Bayerl-Kinder«, von denen Johann in die Welt hinauszog, um von sich reden zu machen.
Als Kind, mit eineinhalb Jahren, erlitt der Johann einen schweren Sturz, er fiel eine vier Meter hohe Stiege hinab. Und dieses Schicksal zeichnet ihn bis heute. Er erlitt damals eine Beckenverschiebung und Muskelverletzungen.
»Jetzt«, meint Bayerl, »nach einem 70jährigen Leben, heile ich mich von meinem lebenslangen Leiden selbst erfolgreich aus!«
Nun, das Hüftgelenk des kleinen Johann Bayerl war nach dem Unfall vollkommen deformiert und steif. Ohne Stock konnte sich das Kind, der Jüngling, der Mann in späterer Folge nicht fortbewegen.
Die Berufswahl war für den verletzten, verkrüppelten Bayerl nicht einfach. Schließlich erlernte er einen »sitzenden Beruf«, den des Schneiders, und darin wurde er auch Meister. Sieben Jahre lang huldigte er dem Nadel-Gewerbe selbständig. Doch – vor allem finanzielle! – Erfüllung brachte ihm dieser Beruf nicht. Schließlich hatten die Leute gar kein Geld mehr und nähten sich ihre Flicken selbst an. Johann Bayerl war mehr oder weniger arbeitslos.
Just hier beginnt der Lebensroman des heute – man kann ruhig sagen international! – berühmten und bekannten Heilers. In der Interpretation eines Bayerl hört sich das ganz einfach an, was viele von uns unfaßbar finden würden:
»Mein Geschäft ging sehr schlecht und ich hatte fürchterliche Not durchzustehen. In diesen Jahren bekam man ja nicht einmal Arbeitslosenunterstützung. Mein dünnes Supperl wurde immer dünner. Und weil der Mensch von etwas leben muß, habe ich eine Stellung bei einem Drogisten angenommen!«
Jener Drogist in Krumau machte Johann Bayerl zum Vertreter. Zum Vertreter verschiedener Heilkräuter und Heiltees, die der gute Drogist selbst zusammenstellte. Und da hat sich der Bayerl sehr bald wieder etwas gedacht:

»Warum soll ich bei der Schneiderei bleiben, wenn diese kaum etwas abwirft? Warum soll ich dem Drogisten sein Zeug verkaufen, mit dem er den Leuten viel Geld aus der Tasche zieht? Was der kann, das kann ein Johann Bayerl auch!«
Zunächst guckte Bayerl seinem Prinzipal auf die Finger, was dieser da so zusammenmixte. Man schrieb damals das Jahr 1936. Und Bayerl war mit diesen »teuren Mixturen« durchaus nicht immer einverstanden. Er, der Gehbehinderte, hatte sich bereits seit geraumer Zeit der Naturheilkunde zugewandt. Schon aus dem egoistischen Grund, ob es denn im Garten von Mutter Natur nicht auch ein Kräutlein gegen sein eigenes Leiden gäbe. Immerhin hatte doch schon Paracelsus gesagt: »Gegen jedes Leiden ist ein Kraut gewachsen!« Warum also sollte es so ein Kraut nicht auch für einen Bayerl geben.
Nächtelang studierte er uralte Bücher mit natürlichen Rezepten, lernte den Zusammenhang, das Zusammenwirken einzelner pflanzlicher Wirkstoffe. Damals wußte er noch nicht, daß ihm dieses Wissens eines Tages zustatten kommen würde, daß er zu einem großen Naturheiler werden würde. Nein, er suchte etwas gegen sein Leiden. Was er zunächst fand: Daß sein Drogist, bei dem er beschäftigt war, blendende Geschäfte machte. Mit Dingen, die – so traute es sich ein Bayerl zu – der Johann weitaus besser wußte.
Die Folge war und ist klar. Johann Bayerl mixte seine eigenen Rezepte. Zunächst einmal gegen alle möglichen Leiden und Beschwerden. Jetzt verkaufte er seine Tees und Tinkturen nicht mehr als Vertreter eines anderen, sondern in Eigenregie. Noch etwas unsicher, fußend vorerst auf einem reinen »Büchlwissen«, wagte sich Bayerl an Kranke. Und – er heimste die ersten Erfolge ein. Dann kam sein erster »großer Fall«.
»Die erste Frau, die ich heilen konnte«, erinnert sich Bayerl, »habe ich von einer Lähmung befreit. Da bin ich nun ganz ehrlich: Ob diese Heilung Zufall war oder nicht, das kann ich nicht mehr mit Gewißheit sagen. Immerhin, ich gab ihr meine selbstgebrauten Salben zum Einreiben, sagte ihr, sie solle sich warm halten und meine mitgebrachten Tees trinken. Sie hatte alle meine Indikationen brav befolgt und – nun ja, sie wurde geheilt!«
Nach seinem »Erfolg« verspürte Bayerl plötzlich eine unbändige Lust in sich, weiterhin kranken Menschen zu helfen. Mit ungeheurer Kraft setzte er sich hinter mehr und mehr Bücher. Kombinierte, verglich, versuchte, der Natur auf die Spur zu kommen. Und – er kam. Zaghaft erst, unsicher tastend. Aber – was er den Pflanzen »ablauschte«, wurde schon in diesen 30er Jahren vielen Menschen zum Segen.
1938 marschierten Hitlers Armeen im Sudetenland ein. Zu diesem Zeitpunkt hatte der junge Bayerl bereits einen legendären Ruf bei den Menschen bekommen. Es war üblich geworden, sich an ihn zu wenden, wenn man nicht mehr wei-

terwußte. Und die Leute hatten unbändiges Vertrauen zu diesem Mann. Denn –
er half und half, und heilte und heilte.
1939 übersiedelte Johann Bayerl für einige Zeit nach München. Dort absolvierte
er seine erste Heilpraktiker-Prüfung. Jetzt hatte er endlich seinen neuen, und
nicht zuletzt insgeheim ersehnten Beruf: Heilpraktiker!

*

Die Pharmazeutische Fabrik Evers & Co begann 1978 mit der Produktion der
Bayerl-Medikamente gegen den Krebs. Vielleicht sind diese bereits auf dem
Markt, wenn dieses Buch erschienen ist. Jedenfalls schrieb am 26.9.1978 eine der
vielen Bayerl-Patientinnen, Cilli K., aus Rottenmann an diese Fabrik nachstehenden Brief:
»Ich will nicht versäumen, Ihnen mitzuteilen, daß Herr Bayerl mir im Jahre 1974
in meiner damals aussichtslosen Erkrankungen zur Gesundung verholfen hat.
Zur näheren Erklärung folgendes:
Erstmals erkrankte ich 1967. Ich wurde damals an Gallensteinen operiert. Die
zweite Operation wurde 1972 durchgeführt – es wurden bösartige Wucherungen
festgestellt. 1973 litt ich an sehr schmerzhaften Anfällen in der Bauchgegend und
wurde in das Krankenhaus gebracht. Man versucht medikamentöse Behandlung
mit nur geringem Erfolg. Im Frühjahr 1974 kam es aber zum völligen Zusammenbruch. Ich mußte qualvollste Schmerzen ertragen, die kein Ende nahmen.
Drei Wochen lang konnte ich das Bett nicht mehr verlassen. Ich sollte nun nur
mehr mit Morphium behandelt werden. Gerade an diesen Tag erfuhr mein Mann,
daß es einen Johann Bayerl gibt. Da Herr Bayerl nur Patienten mit ärztlichen
Empfehlungsschreiben annahm, gab dieses unser Hausarzt, da er selbst nicht
mehr helfen konnte. Herr Bayerl begann bei mir sofort mit meiner Kur. Schon in
Bälde erbrach ich nicht mehr, konnte leichte Speisen essen, die schwarze Ausscheidung begann normale Farbe anzunehmen und die Schmerzen wurden geringer, blieben schließlich aus. Nach 7 bis 8 Monaten konnte ich leichte Berufsarbeit
stundenweise durchführen.
Bis heute – Gott gebe, daß es so bleibt! – hatte ich keinen Rückfall mehr, obwohl
ich wieder voll arbeite. Ich weiß, daß ich Herrn Bayerl und seinen Fähigkeiten
mein Leben verdanke. Ich will hoffen, daß die Einsicht der ›gelehrten‹ Herren
bald so weit ist, daß sie nicht fragen, wer es ist, der hilft, sondern was es ist, das
hilft! Und somit unzähligen Menschen, die an dieser furchtbaren Krebskrankheit
leiden, geholfen werden kann!«

*

Das war ein Brief aus dem Heute eines Johann Bayerl. Doch, 1939, nach bestandener Heilpraktiker-Prüfung war es noch nicht so weit.
Während des Weltkrieges »durfte« Bayerl wegen seines Beinleidens nicht zur Wehrmacht einrücken. Er focht seinen Kampf an der »heimatlichen Krankheitsfront« aus. In Grafendorf bei Znaim ließ sich Johann Bayerl als Heilpraktiker nieder. Er arbeitete erfolgreich mit dem Amtsarzt Dr. Wiehan zusammen, der – noch heute, als Lungenfacharzt! – in höchsten Tönen von seinem »Kameraden Bayerl« spricht.
Nun, wir sprechen hier von den Anfängen eines Johann Bayerl. Von den Anfängen eines – damals! – erlaubten Naturheilers, der sich mit vielen Krankheiten beschäftigte. Nicht aber mit dem Krebs.
Ja, und dann war der Krieg zuende. Wie Millionen andere auch mußte Bayerl seine sudetendeutsche Heimat verlassen. Als Staatenloser kam er nach Österreich, in die oberösterreichische Hauptstadt Linz. Hier wollte er von Neuem beginnen, hier ließ er sich wieder als Heilpraktiker nieder.
Nur – inzwischen hatte sich die Welt etwas verändert. Mit dem »Tausendjährigen Reich« waren auch manche Gesetze untergegangen, die gestern noch erlaubten, was heute verboten war. Unter anderem war heute, 1945!, der Heilpraktiker in Österreich nicht mehr erlaubt.
Trotzdem – Bayerl arbeitete in seinem Beruf weiter. Gewissermaßen innerhalb der »Toleranzgrenze«. Denn bis 1948 drückte das Gesetz in Österreich beide Paragraphenaugen zu. Der Krieg hatte auch zu viele Ärzte aus ihren Sprengeln herausgerissen. Man war froh, »wenigstens« einen Heilpraktiker zu haben.
Johann Bayerl schaffte es trotz dieser »Toleranzgrenze« bereits 1947, daß er erstmals verurteilt wurde. Der Mann, der da so erfolgreich heilte, hatte eben zu viele Neider.
Allerdings – einen Johann Bayerl störte ein Gerichtsurteil in seiner Tätigkeit nur wenig. Er arbeitete, als »Vorbestrafter« einfach weiter.
»Na ja«, meint Bayerl gemütlich, »den Gerichtssaal habe ich öfters gesehen. Aber was waren denn all diese Strafen im Vergleich damit, daß ich Verzweifelten helfen konnte. Mir war und ist der Mensch wichtiger, als irgendwelche Paragraphen. Und wenn ich weiß, daß ich diesem oder jenem helfen kann, dann werde ich dies immer tun. Darin sehe ich meine Lebensaufgabe. Nicht darin, mich wegen meiner Hilfestellungen in das Gefängnis stecken zu lassen!«
Es war eine turbulente Zeit, diese »Linzer Zeit« im Leben eines Johann Bayerl. Und aus dem schönen Oberösterreich brachte er später nach Salzburg schließlich nicht nur Vorstrafen mit. Nein, auch eine Mühlviertlerin. Seine heutige Frau, die ihm treu und aufopfernd zur Seite steht. Eine Frau, die ich persönlich zutiefst bewundere. Sie, diese zierliche Person, hat eine Reihe schwerer Schicksalsschläge,

Verleumdungen und böser Hetzen an der Seite ihres Mannes durchgemacht. Und trotz allem, sie hat ihren goldenen Humor nicht verloren. Auch dann nicht, wenn sie philosophiert:
»Wenn ich gefragt werde, was schöner ist, Salzburg oder Linz, dann entscheide ich mich doch eher für Linz. Wissen Sie auch weshalb? Weil ich so gern die Donau sehe, und die Schiffe darauf. Hier in Salzburg sieht man bestenfalls den Lohengrin, der auf einem Schwan herumschwimmt!«
Schweifen wir nicht von Thema ab. Vielleicht kann ich Ihnen, liebe Leser, an anderer Stelle hin und wieder etwas von dem Charme mitteilen, der von dieser Familie ausgeht.
Bleiben wir noch bei Johann Bayerl und seinem Beginn zu dem großen Mann, der er heute ist.
»Weil ich gesehen habe«, erklärt mir Bayerl, »daß die Schulmedizin in Sachen Krebs nicht weiterkommt, habe ich mir damals vorgenommen, alles daran zu setzen, diesem Übel die Stirn zu bieten. Mit anderen Worten, ich habe einfach begonnen, den Krebs zu erforschen!«
So einfach klingt das alles, wenn es ein Johann Bayerl erzählt. Vielleicht deshalb schütteln andere die Köpfe und sind der Meinung: »Na ja, ein Spinner mehr!« Nur – Bayerl ist kein Spinner. Er ist das, was man einen echten Dickschädel nennt. So wie damals, als er aus Trotz das Rauchen aufgab, machte er sich nun an die selbstgestellte Aufgabe. Denn scheinbar Unlösbares reizte seinen Ehrgeiz, ja forderte einen Bayerl nahezu heraus.
»Johann Bayerl«, sage ich, »wie haben Sie nun eigentlich wirklich mit dem Kampf gegen den Krebs begonnen?«

WAR DIESE HEILUNG EIN WUNDER?

Vom Krebs hatte Bayerl schon einiges gehört. Und auch davon, daß man ihn weder erkennen noch heilen würde können. Sollte er, der Bayerl, an so einer Aufgabe scheitern müssen? Lassen wir ihn selbst berichten:
»1950 begann ich mit der Krebsbekämpfung. In diesem Jahr kam ein Bauer aus Oberösterreich zu mir und der hatte Magenkrebs. Die Ärzte gaben keinen Pfennig mehr für ihn. Mich reizte die Aufgabe, diesen Menschen zu retten, zu heilen. An vielen meiner bisherigen Patienten hatte ich verschiedene Symptome feststellen können, die mir zu verraten schienen, welche Ursache ein Krebsgeschehen hat. Und ich glaube auch auf dem richtigen Weg zu sein, die entsprechenden Gegenmittel in der Natur gefunden zu haben.
Also, jener Bauer war mein allererster Krebspatient. Und – ich bin ehrlich genug, es zuzugeben – mir fehlte damals noch jede Routine, noch jede echte Erkenntnis. Alles, was ich tun konnte, war, dem Mann aus bestem Wissen und Gewissen zu helfen. Mit jenen minimalen Erfahrungen, die ich zu dem damaligen Zeitpunkt gesammelt hatte.
Sicher, ich hatte damals bereits einige Mittel gegen diese Krankheit gefunden. Das glaubte ich zumindest, denn ich hatte sie rein nach meinen persönlichen Vorstellungen zusammengebraut. Aber – würden diese Mittel auch tatsächlich in einem Ernstfall helfen? Konnte ich meine Ideen am Menschen realisieren? Freilich, ich wußte ja, welche Wirkung diese und jene Heilpflanze hat. Nach diesen Erkenntnissen mußte es möglich sein, dem Kranken zu helfen.
Nun, jener Bauer konnte von mir geheilt werden. Für ihn habe ich die Wirkungsweisen verschiedener Pflanzen abgestuft, habe das Menschenmöglichste getan nach dem, was ich wußte. Daß ich diesen Menschen von seinem schweren Leiden heilen konnte, gab mir einen enormen Auftrieb. Ich wußte nun, daß ich auf dem richtigen Weg war. Daß meine Therapie, die ich mir ersonnen hatte, tatsächlich helfen konnte. Nun war ich bereit, diese Behandlungsmethode auf breitere Basis zu stellen!«
Bayerl brauchte auf »neue Patienten« nicht lange zu warten. Die Ausheilung jenes Bauern sprach sich in Windeseile herum. Da gab es einen Heilpraktiker, der mit natürlichen Mitteln die furchtbarste Krankheit der Menschheit heilen konnte...

Damals 1950 – und nicht selten auch heute noch! – wird ein Johann Bayerl verlacht. Die Medizin kennt in der Krebsbekämpfung vorerst nichts anderes, als Operationen oder Bestrahlungen. Pflanzliche Wirkstoffe? Das wohl hat sich nur ein Bayerl ausgedacht. Lassen Sie mich zu diesem Thema einige Zitate anführen:
»Erst wenn der Organismus seinen Kampf gegen die Krankheit mit Hilfe der Naturheilmittel zu verlieren droht, ist es Zeit für die Chemie und das chirurgische Skalpell«.
Dr. Josef Szimak, Facharzt für Innere Medizin in einem Zeitungsinterview.
»Ich habe bei vielen Patienten eine Tablettenmüdigkeit festgestellt. Pflanzen stellen da eine klassische Ergänzung zur medikamentösen Therapie dar – vor allem bei chronischen Leiden.«
Prim. Dr. Richard Piaty.
Und in der österreichischen Tageszeitung »Kronenzeitung« war neuerdings dieser Bericht zu lesen:
»Die Geißel des 20. Jahrhunderts, die Pest unserer Tage, heißt Krebs. Chirurgie, Kobaltkanone und andere Behandlungsmethoden brachten bisher nur Teilerfolge. Gegen Krebs ist noch kein Kraut gewachsen. Aber vielleicht wird das bald der Fall sein.
In Amerika, dem Land der unbegrenzten Möglichkeiten, verbeißt sich die Wissenschaft nun in den Krebs. Nachdem vorher Bluthochdruck und Cholesterin im Kreuzfeuer standen. Zum Thema Zytostatika (Verbindungen, die gegen Krebs wirksam sind) läuft zur Zeit eine große Welle an – Pflanzen werden auf zytostatische Wirksamkeit untersucht. Fachleute analysieren pro Jahr rund 1000 Pflanzen. Man macht Extrakte und testet diese an bestimmten Krebsformen. Wo Aussicht auf Erfolg besteht, wird untersucht.«
Der Grazer Wissenschaftler Professor Dr. Theodor Kartnig erklärt, warum der »Pflanzenboom« nun auch in der Krebsbekämpfung fühlbar wird: »Natürlich gibt es eine Reihe von künstlichen Mitteln zur chemischen Behandlung. Aber die Nebenwirkungen sind wesentlicher stärker, als bei pflanzlichen Verbindungen.«
Der Kampf der Ärzte um krebskranke Patienten offenbart die ganze Tragik um Wirkung und Nebenwirkung.
Professor Kartnig: »Zuerst behandelt man den Krebs. Wenn das Leiden nicht mehr fortschreitet, muß man die Medikamente absetzen und schauen, daß sich der Patient früher erholt, als der Krebs. Denn die Zytostatikbehandlung geht an keinem Patienten spurlos vorüber.«
Kartnig über die Nebenwirkungen: »Der Patient bekommt seine Chemotherapie (Behandlung mit chemischen Präparaten). Daraufhin beginnen ihm die Haare auszugehen, das Blutbild kommt durcheinander, er bekommt Geschwüre im Mundbereich. Jetzt muß der Arzt vorsichtig sein und sich weiter vortasten: Wie

lange hält der Patient die Behandlung noch aus? Geht es noch einen Tag oder noch mehrere Tage? Jeder Tag, den der Kranke länger aushält, ist ein Gewinn für ihn, weil ja der Krebs noch mehr geschädigt wird, als der Patient.«
Schließlich kommt aber ein Punkt, an dem der Arzt haltmachen muß. Das Blutbild ist nun vollkommen durcheinander, die Therapie wird abgesetzt. Jetzt beginnt das Zittern: Wer kommt früher wieder hoch? Der Patient oder der Krebs? Kartnig: »Dieses Spiel geht oft Monate oder Jahre hin!«
Von Heilpflanzen erhoffen Forscher und Ärzte die entscheidende Wendung. Doch Professor Kartnig bleibt vorsichtig: »Aus Pflanzen kann man sicher krebswirksame Substanzen gewinnen. Manches wird schon verwendet. Aber alles ist derzeit noch Gegenstand genauer Untersuchungen.«

*

Die soeben zitierte Stelle einer Wiener Tageszeitung stammt aus dem Jahr 1979! Johann Bayerl kenne ich persönlich seit etwa 20 Jahren. Und wenn ich diesen vorstehenden Text lese, dann könnte er genau so gut bereits vor 20 Jahren bei Bayerl »abgeschrieben« worden sein. Etwas beunruhigt mich an der Sache freilich. Ein Bayerl, ein Gamsjäger, die beide diesen zitierten Text vor Jahren sprachen, wurden einfach verlacht. Das waren dann, vor dem gestrengen Auge der Medizin, ein paar »zweifelhafte Kräuteronkel«, die von der »echten Medizin« doch gar keine Ahnung haben konnten. Ja, und jetzt liest man bei der »echten Medizin« jenen Text als »jüngste Forschungsergebnisse« nach...
Vor einigen Jahren habe ich einmal ein Experiment unternommen. So im Alleingang als Journalist. (Nebenbei bemerkt sollte ich auch allein bleiben!) Immer wieder hörte und las ich von dem Bayerl. In vielen Gesprächen legte er mir seine Theorien zur Krebserkennung und -bekämpfung auseinander. Sollte, ja konnte ich diesen Mann glauben? Wenn ich irgendwelche Zweifel hatte, dann wurden diese immerhin durch Berge von Briefen zerstreut. Da schrieben ehemals Kranke und bedankten sich für ihre Genesung, da bestätigten Ärzte, daß Bayerl diesem oder jenem Patienten geholfen habe. Mit vielen Kranken sprach ich persönlich. Heute weiß ich die Namen dieser Personen gar nicht mehr. Aber sie legten in mir den Grundstein zu einer Überzeugung: An diesem Bayerl muß etwas dran sein! Das war nicht nur reine »Massenhysterie«, das war mehr als suggestive Beeinflussung. Und ich nannte Bayerl »ein blindes Huhn, das ein Korn gefunden hat«. Weil ich nun überzeugt war, daß man dieser Sache, diesem Bayerl, auf den Grund gehen müßte – wenn man verantwortungsbewußter Mediziner ist! – regte ich eine »Volksbefragung« an. Soll man diesen Bayerl zu Wort kommen lassen oder nicht. Eine Zeitung gab mir die Chance, diese Idee zu realisieren. Noch nie war die Auf-

23

lage dieses Blattes so hoch. Denn Tausende schrieben, kämpften mit mir, sandten mir ihre Kupons ein, auf denen sie bestätigten: »Ja, die politischen Parteien, die Ärzte sollen etwas tun, hier einen Nachweis zu erbringen: Ist Bayerl nur ein Schwindler, oder ist er jener Mann, der von uns die Angst vor einer furchtbaren Krankheit nehmen kann!«

Heute noch stehe ich auf dem Standpunkt: Man kann auch einen Bayerl – trotz erwiesener Erfolge! – angreifen, seine Methoden bespötteln, ihn in das Lächerliche ziehen. Aber wenn schon all dies gemacht wird, dann mit handfesten Beweisen im Vordergrund! Dann beweise man, daß dies alles, was Bayerl tut, ein grober Unfug ist. Um diesen Beweis erbringen zu können, müßte man sich allerdings mit den Methoden und Mitteln eines Bayerl vorerst einmal auseinander setzen. Und eben da drängt sich mir der Verdacht auf, daß man dies vermeiden möchte, um nicht den Beweis zu erhalten, daß der »Schneider« doch recht hatte und hat. Das wäre vielleicht für manchen Wissenschaftler blamabel, nicht wahr? Gerade die Wissenschaft aber wäre verpflichtet, das Phänomen Bayerl aufzugliedern. Denn in dieser Wissenschaft gilt doch – so hoffe ich jedenfalls! – noch immer der Grundsatz: Nur das gilt, was wir auch beweisen können. Also, dann würde ich gern einmal Beweise sehen, daß dieser Bayerl unrecht hat!

Nun, ich bin mit all den vielen Zuschriften in das österreichische Parlament gegangen. Mit einem Koffer voll solcher Zuschriften. Ein Kollege mußte den zweiten Koffer tragen. Tausende wollten die Wahrheit wissen, die ich nun von den im Parlament vertretenen Parteien forderte. Sämtliche Parteichefs versprachen mir damals persönlich, sich der Sache anzunehmen. Das war vor einigen Jahren, wie gesagt, aber – geschehen ist bis zum heutigen Tag nichts!

Nun, Bayerl hat also 1950 seinen ersten Krebspatienten vom Krebs gerettet. Keine Frage, daß sich diese sensationelle Heilung mit Windeseile herumsprach. Viele, unendlich viele Hoffnungslose kamen zu Bayerl. Und er half, er half, er heilte.

»Ist doch merkwürdig«, sagt Bayerl. »Ich bin ziemlich oft verurteilt worden von den Gerichten. Aber immer und in jedem Fall wegen unerlaubter Ausübung meiner Heilpraxis. Nicht ein einziges Mal wegen eines Mißerfolges an einem Patienten!«

Jede Art von Krebs hat Bayerl nach seinen ersten Erfolgen in Behandlung genommen. Und für ihn war schon von Anbeginn eines klar: Mehr oder weniger ist jede Krebsart gleich. Sie alle haben ihren Ursprung im Magen und Darm. Denn dort sitzen die Erreger, dort scheiden sie ihre Gifte aus, werden von den Darmzotten aufgesaugt und mit den Aufbaustoffen in das Darmblut geleitet. Die Leber kann dann diese vielen Gifte auf die Dauer nicht mehr abbauen, und dann gehen diese Gifte in den Blutkreislauf über. Jetzt nimmt die geschwächte Zelle das Infektionsgift in ihren Kern auf und es entsteht die Infektion zum Krebsgeschehen. Viele Jahre können nach dieser Erstinfektion vergehen, ehe sich tatsächlich ein Tumor bildet. Der Mensch hat in diesem Stadium keinerlei Beschwerden, denn der Tumor wird erst dann erkannt, wenn er schon ganz hart ist. Laut Bayerl ist der Tumor dann so hart, daß ihm die Röntgenstrahlen nicht mehr durchdringen können. Dieses Geschehen, also außerhalb des Röntgen, kann Bayerl aber mit Hilfe seiner Augendiagnose bereits feststellen. Deshalb ist es ihm möglich, ein Krebsgeschehen schon so rechtzeitig zu erkennen, daß er diesem mit Hilfe seiner natürlichen Mittel Einhalt gebieten kann.

»Die Anlage zum Krebs«, weiß Bayerl heute, »ist ja angeboren. Alle Anlagen zu Krankheiten sind erblich belastet. Hier ist es gleichgültig, ob dieses Erbgut von der Mutter oder dem Vater stammt. Wenn eine Neigung zum Krebs in einem Menschen vorhanden ist, dann sieht man dies bereits in den Augen des Betreffenden. Zur Augendiagnose kommt noch hinzu, daß man den Patienten befragt, ob er irgendwelche Beschwerden hat. Und dann tastet man den Körper ab, sucht nach erhärteten Stellen. Ergeben sich jetzt auch noch so winzige erhärtete Stellen, dann muß man mit meiner Krebstherapie bereits einsetzen. Nur so kann die Weiterentwicklung eines Krebses rechtzeitig verhindert werden. Krebs muß sofort, von Anbeginn an, vernichtet werden!«

Bayerl entwickelte im Laufe seiner Tätigkeit eine Reihe von vorbeugenden Medikamenten auf vollkommen natürlicher Basis. Laut seinen eigenen Angaben sind diese unschädlich und können unbedenklich eingenommen werden. Die Hauptaufgabe dieser Mittel ist es, die Verdauung anzuregen. Auf diese Weise strebt Bayerl eine Entgiftung mit der gesunden Ernährung des krebsgefährdeten Körpers an. Denn nur ein entgifteter Körper bleibt gesund – oder kann wieder gesunden!

*

Die Selbstvergiftung des Menschen findet täglich statt! Wir alle sind mit und an uns Autoren eines makabren Thrillers. Jede Zeile unseres derzeitigen Lebens schreiben wir mit einem Stück unserer Gesundheit.

Auch hier wieder warnte Bayerl schon vor mindestens zwei Jahrzehnten. Und wiederum wurde er zwei Jahrzehnte lang nicht ernst genommen. Weil man ihm als einzigen Vorwurf machen konnte, daß er Nichtakademiker sei. Und als solcher, so die Wissenschaft, muß man ihm einfach jede Forschungstätigkeit absprechen. Tut er es trotzdem, dann »kann er keinen Erfolg haben!«

An dieser Stelle möchte ich ein derzeit stark in Mode kommendes Sprichwort ins Gedächtnis rufen: Biologischer Anbau von Pflanzen. Die Wissenschaft ist »soeben« zu einer Erkenntnis gekommen, die da lautet: Gesunde Saat – gesunde Pflanzen – gesundes Tier – gesunder Mensch! Und die Vertreter dieser Richtung weisen auf die Tatsache hin, daß die Menschheit vor dem Abwenden von der biologischen Landwirtschaft Krebs nicht in solchem Ausmaß kannte. In solchen – wie heute!

Lassen Sie mich etwas in der Erinnerung an Bayerl wühlen. Vor gut zehn Jahren meinte dieser Mann einmal zu mir: »Unbewußt, freilich aber doch, ist der Bauer mitschuldig daran, daß nunmehr soviele Nahrungsmittel vergiftet sind. Wir sind ja gezwungen, all diese Pflanzenschutzmittel, all diesen Kunstdünger in uns aufzunehmen. Mit diesen Chemikalien wird die gesamte Natur vergiftet. Kein Wunder also, wenn der Mensch krank werden muß. Die Landwirtschaft hilft mit, den Menschen und die Tiere mehr und mehr auszurotten!«

Diese Angriffe eines Bayerl gegen Industrien waren vor wenigen Jahren noch sehr gewagt. Doch – den Salzburger Michael Kohlhaas der Gesundheit kümmerte das wenig. Wenn ein Bayerl seine Meinung sagt, dann tut er dies offen und frei heraus. Ob dies nun jener oder dieser hören möchte, einerlei. Hier reiht er sich mutig in jene Gruppe von Forschern und Entdeckern, die sich zu Lebzeiten einer »Hexenverfolgung« aussetzen mußten, denen man nach dem Tode aber Denkmäler baute. Es gehört wohl zum instinktiven Selbstvernichtungswillen der Menschheit, so und nicht anders zu handeln. Denn, wenngleich wir ein Stück Natur sind, dann wurden für uns offenbar andere Gesetze geschaffen. Weder in der Tier- noch in der Pflanzenwelt begegnen wir dieser Erstablehnung jedes Positiven. Das heißt mit anderen Worten: Hat irgendein Tier eine Pflanze entdeckt, die seiner Verdauung, seinen Schmerzen Linderung oder Heilung bringt, dann wird diese Pflanze unwidersprochen als »Geheimrezept« von allen anderen Artgenossen akzeptiert. Nur wir, mit dem sogenannten Geist ausgestatteten Menschen, wehren uns gegen jede natürliche Erkenntnis, die einer unserer Spezies gewann. Dafür leihen wir unser Ohr willig aller Scharlatanerie, einem unausrottbaren Aberglauben, aller geheimnisvollen Schaumschlägerei.

Einen Bayerl jedenfalls hörte man nicht, wenn dieser sagte: »Die Chemie weiß ja gar nicht, wie unwissenschaftlich sie im Grunde genommen ist. Welches Unheil sie an der Gesundheit von Mensch und Tier anrichtet. Der vielgepriesene Kunstdünger vergiftet die Erde. Durch die vergiftete Erde wird die Saat vergiftet, die Frucht vergiftet, der Mensch vergiftet, das Tier vergiftet. Zum Schluß wird der Kunstdünger noch durch den Regen in das Grundwasser gespült, dann wird auch dieses noch vergiftet. Soll dies ein Segen der Wissenschaft sein? Meiner Meinung nach sind die Gelehrten heutzutage auf einem Punkt angelangt, an dem sie von Nichtwissenschaftlern etwas lernen sollten. Oder besser gesagt: Wieder lernen! Von Menschen, die mit der Natur und ihren Gesetzen noch stark verbunden sind!«

Gerechterweise muß ich freilich zugeben: Bayerl war nicht zuletzt oft ein Opfer jener, die versuchten, es ihm gleichzutun. Aus einer Welle der Verunsicherung sprossen »Heiler«, »Wunderheiler« und wie sie alle sich bezeichneten, wie Unkraut zwischen den Reihen Berufener hervor. Noch nie war der Scharlatanerie Tür und Tor so weit geöffnet, als in den Nachkriegsjahren des Zweiten Weltkrieges. Nach Zeiten der Verzweiflung, der Entbehrung sehnte sich die Menschheit nach neuem Glanz, nach »neuen« Wundern«. Und diese »Wunder« wurden ihnen von tüchtigen, aber üblen Geschäftemachern nur allzu gern frei Haus geliefert.

Speziell in den letzten Kriegsjahren – und knapp nach dem Krieg! – war der Mensch körperlich, organisch gesund. Es gab nichts oder nur wenig zu essen. Die Völlerei, das Zuviel fand natürliche Schranken. Dann aber – aus den Trümmern! – wuchs neues Leben. Ein, Hand aufs Herz, oftmals verkanntes »neues Leben«. Das sogenannte »Nachholbedürfnis« deckte wieder unsere Tische. Man aß wieder, was gut und teuer, was fett und ungesund, was schmackhaft aber nicht immer zuträglich war, im Übermaß.

Das Konsumbedürfnis zeitigte seine Auswirkungen auf jene Produzenten, die unseren Speisefahrplan belieferten. Pflanzen mußten schneller wachsen, Hühner mehr Eier legen, Schweine fetter werden und Kühe sollten Milch wie ein Brunnen Wasser geben. Dies alles ließ sich mit einem natürlichen Rhythmus nicht mehr in Einklang bringen. Die Chemie schaltete sich ein, erarbeitete Mittel, um »Wachstumswunder« zu vollbringen. Die Kassen der Produzenten klingelten wieder richtig, denn Umsatz war zum magischen Wort geworden. Ein Umsatz, der den Raubbau an unserer Erde, an unserer Natur vergessen ließ. Die einst vielgepriesene Scholle wurde umfunktioniert zur Fabrik, und Fabriken stehen auf jeder Erde. Auch auf einer solchen, die aus einem natürlichen Kreislauf gerissen wurden.

Ja, und jetzt wurden die Menschen krank. So krank, daß sie nicht die Ursachen an der Wurzel suchten. Herzinfarkte entstehen – weil man das nicht wahrhaben will! – nicht durch Völlerei verbunden mit gelangweiltem Nichtstun. Und Krebs hat durchaus nicht – weil man auch das nicht wahrhaben will! – so sprunghaft durch vergiftete Nahrungsmittel zugenommen.

Und weil man nun letzendlich alles nicht wahrhaben will, fügt sich das menschliche Dasein mehr und mehr zum Thriller: Leute wie Bayerl bleiben einsame Rufer in der Wüste. Auf den wohlgemeinten Rat dieses Salzburgers kann und darf man doch nicht hören, nicht wahr? Denn ein Bayerl würde uns nur all das wegnehmen, was einfach zu unserem Wohlstand gehört: Das üppige Essen, das Rauchen, das

Trinken... Nein, nein! Da gibt es andere Heiler, zu denen wir unser gutes Geld tragen. Vornehmlich dann, wenn es für unsere Gesundheit zu spät ist. Und wir nehmen auch nicht zur Kenntnis, daß wir uns in die Behandlungsarme eines Scharlatans begeben. Denn jetzt, nachdem wir jahrelang unsere Vernunft abgeschaltet hatten, kann uns ja nur noch ein »Wunder« retten.
In allen Jahrhunderten hatten ernstzunehmende Forscher und Entdecker mit der Scharlatanerie zu kämpfen. Mit diesen Liebkindern unserer »Vernunft«, die uns aus jener Sackgasse zu befreien versprachen, in die wir uns selbst hinein begeben hatten. Erst spätere Generationen zollten dann jenem Menschen Anerkennung, den wir mit Füßen traten...
»Es gibt heute so viele Heiler, Heilpraktiker...«, meinte ich einmal zu Bayerl und er unterbrach mich sofort:
»Das stimmt! Den Heilpraktiker schlechthin finde ich als durchaus segensreich! Viele Menschen kommen zu ihm, weil die Ärzte einfach keine Zeit mehr haben, sich mit den Problemen des einzelnen auseinanderzusetzen. Aber – auch die Seele, und diese vielleicht vorrangig, muß in eine Behandlung einbezogen werden. Meiner Meinung nach allerdings sollten die Heilpraktiker-Gesetze noch ausgebaut, verbessert, verschärft werden. Jeder Heilpraktiker müßte sich ein entsprechendes Wissen aneignen und dann eine strenge Prüfung ablegen. Dadurch könnte der Scharlatanerie weitestgehend Einhalt geboten werden...«

*

Das Auf und Ab im bisherigen Leben eines Johann Bayerl gestattet ein »Vorblenden« in die jüngste Gegenwart. Wir wollen dies tun. Denn 1978 rückte Bayerl mit einem Mal in das Rampenlicht einer großen Öffentlichkeit. Die deutsche Pharmazeutische Fabrik Evers & Co in Pinneberg »entdeckte« mit einem Mal den »umstrittenen Heiler«. Und man machte Bayerl ein Angebot: Wir produzieren Ihre Krebs-Heilmittel!
Endlich Anerkennung für Bayerl? Sollte jetzt ein Medikament auf den Markt gebracht und von Ärzten verschrieben werden, das wenige Monate zuvor noch als »Hirngespinst« von eben diesen Ärzten gebrandmarkt wurde?
Zum Zeitpunkt, da ich dieses Buch schreibe, sind die Vorbereitungen jener Firma in vollem Gang, Bayerls Naturheilmethode der Allgemeinheit zugänglich zu machen. Ein Blick in die Korrespondenz der Wissenschaftlichen Abteilung von Evers wird jeden Leser interessieren.
Am 28. September 1978 schrieb besagte Abteilung an den ehemaligen Bayerl-Patienten W.G. in Wiener Neudorf, Niederösterreich:

»Sehr geehrter Herr G.!
Ihnen ist sicher der Name des Heilpraktikers Johann Bayerl aus Salzburg in Erinnerung bzw. gegenwärtig.
Herr Johann Bayerl teilt uns mit, daß Sie als Patient in seiner Behandlung waren.
Herr Bayerl – der uns gebeten hat, seine Naturheilmittel bei der Gesundheitsbehörde anzumelden und nach Zulassung in den Verkehr zu bringen – hat in den vergangenen Jahren eine erhebliche Zahl von an Krebs erkrankten Patienten behandelt und dabei beachtliche Heilerfolge erzielen können. Nach den gesetzlichen Bestimmungen der Gesundheitsbehörde für die Zulassung von Arzneimitteln muß die Wirksamkeit der Mittel an einer großen Anzahl von Fällen nachgewiesen werden.
Zur Vervollständigung unserer Unterlagen dürfen wir Sie höflich bitten, uns Ihre Erfahrung über das Ergebnis der eigenen Behandlung mitzuteilen.
Wir wissen, daß die Naturheilmethode von Bayerl vielen Patienten, denen die medizinische Wissenschaft in ihren heutigen Möglichkeiten der Krebsbehandlung nicht mehr helfen konnte, zur Heilung oder der weitgehenden Linderung der Krankheit verholfen hat.
Aus diesem Grunde bitten wir höflich, uns im Interesse der allgemeinen Hilfeleistungen Ihre Erfahrungen und das Behandlungsergebnis von Bayerl zukommen zu lassen.
Für Ihre Mithilfe im Voraus bestens dankend verbleiben wir mit freundlichen Grüßen
PHARMAZEUTISCHE FABRIK
EVERS & CO.

Diese Anfrage wurde von dem Bayerl-Patienten W.G. am 18. Oktober 1978 mit nachstehendem Bericht beantwortet:
Werte Firma!
Bezugnehmend auf Ihr Schreiben vom 28.9.78 bin ich gern bereit, Ihnen meine Krankheit und Heilung mitzuteilen. Ich wurde am 21. April 1975 in das Franz-Josefs-Spital in Wien mit der Diagnose »Kehlkopfkrebs« eingewiesen. Im Spital stellten mich die Ärzte vor die Tatsache, daß mein Krebs soweit fortgeschritten war, daß unbedingt der Kehlkopf sowie die Stimmbänder entfernt werden müssen. (Das wäre auch der Stimm-Verlust gewesen). Diese Operation verweigerte ich und nahm nur Kobaltbestrahlungen. Schon nach der 10. Bestrahlung erfuhr ich von Herrn Bayerl und begab mich zu ihm nach Salzburg. Ohne ihm etwas zu sagen schaute mir Herr Bayerl in die Augen und stellte sofort meinen Kehlkopfkrebs fest. Wenn ich $1^1/_2$ bis 2 Jahre genau nach seinen Angaben (Tees, Diät etc., das ist Ihnen ja bekannt) lebe, kann er mir helfen. Wie ein Wunder, er hat mir ge-

holfen. Bereits im Januar 1977 ging ich noch einmal in das Franz-Josefs-Spital zur Untersuchung. Die Ärzte waren sprachlos, sie konnten nichts mehr finden. Nur Herr Bayerl hat mir geholfen, daß ich wieder gesund wurde. Nur ihm verdanke ich, daß ich noch lebe. Ich hoffe, damit gedient zu haben und es grüßt
W.G.
Wiener-Neudorf«

Während in Österreich die Ärztekammer einen Johann Bayerl nach wie vor unvermindert heftig angreift, schreiben ehemalige »Bayerl-Patienten« ungerührt Lobeshymnen nach Pinneberg. Wie etwa am 6. November 1978 ein Ing. R.B. aus Obermesling:

»Sehr geehrte Herren,
soeben von einer längeren Geschäftsreise zurückgekehrt, finde ich Ihre Anfrage vom 28.9.1978 vor.

Dazu teile ich Ihnen folgendes mit: Tatsächlich hat mir der Heilpraktiker Bayerl aus Salzburg das Leben gerettet. Ich erkrankte an einem Nervenzusammenbruch im Jahre 1970 schwer. Es begann damit, daß ich Beschwerden in den Verdauungsorganen hatte. Bei nahezu völliger Appetitlosigkeit verlor ich innerhalb von drei Monaten 15 Kilogramm. Röntgen- und Laboruntersuchungen wiesen immer wieder auf Krebsverdacht hin. Desgleichen stand ich kurz vor einer dringend notwendig gewordenen Prostata-Operation. Was die Schulmedizin in langwierigen Untersuchungen erarbeitet hatte, wurde durch Herrn Bayerl mit Hilfe seiner Augendiagnose innerhalb weniger Sekunden festgestellt. Krebs in den Verdauungsorganen, vor allem auch ein nahezu völliges Versagen einer Niere und Prostata-Hypertrophie. Herr Bayerl drückte meiner Frau gegenüber die Befürchtung aus, daß gegebenenfalls eine Hilfe schon zu spät wäre. Sie müsse sich auf alles gefaßt machen. Dennoch geschah ein Wunder. Nachdem ich mich genau nach den Behandlungsvorschriften Bayerls hielt, vor allem das von ihm verschriebene Gastroca und Equisetum dauernd einnahm und mich einer Überwärmungstherapie unterzog, kann ich heute mit meinen 72 Jahren mehr leisten als vorher, da ich gezwungen bin, mein Geschäft noch weiterzuführen. Wir freuen uns, daß diese Heilmittel durch Sie nun endlich einem umfangreichen Kreis Kranker zugeführt werden können. Da wir sehr daran interessiert wären, daß die Mittel von Herrn Bayerl auch in Österreich so bald als möglich Verbreitung finden, würden wir uns einschalten, um den Vertrieb durchführen zu helfen, da wir einmal in der Sache Bayerl im österreichischen Gesundheitsministerium schon vorgearbeitet haben und zum anderen in den homöopathischen Kreisen weitreichende Verbindungen besitzen. Darüber hinaus befaßt sich meine Frau schon seit Jahrzehnten mit der Naturheilkunde.

Wir wünschen Ihnen für die behördliche Anerkennung dieser wirklich ausgezeichneten und lebensrettenden Mittel einen baldigen Erfolg.
Mit freundlichen Grüßen
Ing. R.B.«

Begonnen hatte das neuerwachte Interesse an Johann Bayerl genau am 7. Dezember 1977. Damals erhielt er einen Brief der Firma Evers in dem es unter anderem hieß:

»...Den früheren Ausführungen des Schriftleiters einer österreichischen Wochenzeitschrift hatten wir entnehmen müssen, daß Sie infolge Nichtanerkennung Ihrer Behandlungsweise, die Sie freimütig der österreichischen Ärzteschaft bekanntgeben wollten, keine Unterstützung gefunden haben. Wir wollten und möchten Ihnen bei der Durchsetzung und Bekanntmachung Ihres Verfahrens behilflich sein und Ihre Therapie ganz besonders im Ausland bekannt machen. Dieses selbstverständlich und in jedem Falle mit Ihrem Einverständnis... Wir bitten Sie daher, uns wissen zu lassen, ob Sie an dieser Zusammenarbeit mit unserer Firma, die über Möglichkeiten der Erprobung in zahlreichen Ländern verfügt, interessiert sind...!«

Selbst der oberflächliche Leser wird sich einer gewissen Spannung um den »Gesundheits-Krimi« eines Johann Bayerl nicht entziehen können. Persönlich bewundere ich den Mut und das Durchhaltevermögen dieses Mannes. Mußte es nicht niederschmetternd für ihn sein, immer und immer wieder angegriffen oder vor Gericht gezerrt zu werden? Manchmal stellte ich mir insgeheim die Frage: Was geht eigentlich in diesem Mann vor? Beispielsweise damals, als Bayerl vor einem Salzburger Gericht stand und sich »verantworten« mußte. Seine Antworten waren sachlich, waren ruhig und überaus präzise. Irgendwo im Gerichtssaal saß ich. Saß da und hatte nicht selten den Eindruck, dem ungekonnten Stück eines Laientheaters zuhören zu müssen. Johann Bayerl mußte sich wegen unerlaubter Ausübung des Heilpraktiker-Berufes verantworten. Nach den Buchstaben des Gesetzes ist nun einmal dieser Beruf in Österreich verboten. Daß er Hunderten, Tausenden geholfen hatte, das kam in jener Verhandlung nicht zur Sprache. Ob Richter und Staatsanwalt selbst von der Anklage überzeugt waren? Das weiß ich nicht. Für mich war das alles eine traurige Posse!

In unzähligen Schreiben hatte Bayerl immer wieder vielen prominenten Ärzten und Kliniken angeboten: »Lassen Sie es mich unter ärztlicher Kontrolle beweisen, daß ich den Krebs erfolgreich besiegen kann!« Alles was er bekam, war Ablehnung. Und – keinen Gegenbeweis, daß er das Behauptete nicht verantworten könne.

Aber dieser, wie es schien, chancenlose Kämpfer für seine Entdeckung ließ sich nicht unterkriegen...

Fast wie ein Hohn liegt dann ein weiteres Beweisstück dieser Dokumentation auf meinem Schreibtisch. Es datiert vom 14. Oktober 1974, ist ein kleiner Zettel. Auf ihm schreibt handschriftlich ein Dr. med. univ. aus Salzburg:
»Herrn Bayerl,
ich bitte um Übernahme der Behandlung der Frau Th.M.«
Die Medizin wendet sich, wenn auch ganz geheim und hinter vorgehaltener Hand, an Johann Bayerl. Freilich, nicht offiziell. Denn das würde – in Österreich zumindest! – jedem Arzt sein Türschild und seinen weißen Mantel kosten ...

EIN BAYERL GIBT NICHT AUF

Wir haben bisher den Werdegang, das Leben Johann Bayerls bis zu seinem ersten »Krebsfall« verfolgt. Dieses Bild müssen wir nun noch etwas abrunden. Der Ruf Bayerls war nach diesem Jahr 1950 bald bei all jenen, die hoffnungslos dem Krebs gegenüber standen gefestigt. Aus allen Teilen Österreichs, ja selbst aus den Nachbarländern der Donaurepublik kamen Verzweifelte und wollten Bayerls Hilfe. Sie alle waren durch Mundpropaganda mobilisiert worden, durch sensationelle Heilungsfälle. Und der »verbotene Heiler« ließ keinen im Stich. Naturgemäß war Bayerl jetzt auch vermehrten Angriffen durch die Schulmedizin ausgesetzt. Da beschloß er, den Stier bei den Hörnern zu packen: Von sich aus wandte sich Bayerl an die Mediziner. Er wollte ihnen beweisen, daß es sehr wohl ein Mittel im Kampf um den Krebs gäbe.
»Man lehnte mich von Anfang an ab,« erinnert sich Bayerl heute. »Für mich war es klar, daß ich meine Therapie nur unter Aufsicht von Ärzten durchführen konnte. Das hätte ich jederzeit getan, – ich würde es heute noch tun! Mir ging und geht es lediglich darum, den Kranken zu helfen. Und – so meine ich! – diesen Bedauernswerten ist es vermutlich ganz gleichgültig, durch wessen und welche Methode sie gerettet werden, nicht wahr? Hauptsache, es wird ihnen überhaupt geholfen. Daß ich das kann, das weiß ich. Das habe ich, wenn auch unerlaubt, immer wieder bewiesen!«
Im privaten Leben des Johann Bayerl stand seine Übersiedlung von Linz nach Salzburg. Hier hatte er sich ein kleines, bescheidenes Haus gekauft, in dem er ungestört an seinen Forschungen arbeiten zu können hoffte. Ungestört freilich sollte Bayerl nicht bleiben. Seine und eine neue Patientenschar folgte ihm. Und damit auch wieder Anklagen wegen unerlaubter Ausübung einer Heilpraxis. Lakonisch meint Bayerl:
»Na ja, man gewöhnt sich an die Strafen auch einmal. Man sitzt im Gefängnis 8, 14 Tage, 4, 8 Wochen. Persönlich bin ich schon ein paar Mal im Knast gewesen. Am längsten die drei Monate, die ich in München bekam!«
Sieben Jahre lebte Bayerl recht und schlecht in Salzburg. Dann wurde er, der

Staatenlose, der aus dem Sudetenland gekommen war, ausgewiesen. Die Bundesrepublik Österreich schob den »unerwünschten Heiler« jenseits des deutschen Schlagbaumes nach Freilassing ab.
Doch – auch in Deutschland sollten alle Hoffnungen eines Johann Bayerl rasch begraben werden. Zwar ist die Ausübung des Heilpraktiker-Berufes in Deutschland erlaubt, doch für einen Bayerl hatte man auch hier keinen Platz, weil es auch in Deutschland dem Heilpraktiker gesetzlich verboten ist, Krebskranke zu behandeln und zu heilen. Zunächst machte Bayerl in Bayern nochmals seine Heilpraktikerprüfung und hat diese auch wiederum bestanden. Dann eröffnete er in Freilassing eine Praxis. Weshalb ihm auch hier der Boden entzogen wurde, erklärt Bayerl so:

»Selbstverständlich habe ich mich wieder um die Krebskranken bemüht. Weshalb sollte ich die denn sterben lassen? Als dies ruchbar wurde, hat man mir wieder einmal meine Praxis gesperrt. Weil es in Deutschland verboten ist, daß ein Heilpraktiker Krebskranke, Infektions- und Geschlechtskrankheiten behandelt. Freilich, in Sachen Krebs darf man gewissermaßen stillschweigend arbeiten. Solange man nicht angezeigt wird. Denn da kommen die Ärzte auch nicht weiter. Nur eben nach einer Anzeige beim Gesundheitsamt wird die Praxis geschlossen. Das ist mir passiert!«

Nach dem »Gastspiel« in Freilassing kehrte Bayerl nach Salzburg zurück. Dies konnte er, weil seine Frau Österreicherin ist und er das Versprechen ablegen mußte, nicht mehr als Heilpraktiker zu arbeiten. (Inzwischen ist Johann Bayerl österreichischer Staatsbürger geworden!)

Einem Bayerl die Arbeit an seinem Lebenswerk zu entziehen, würde nichts anderes bedeuten als einen hungrigen Hund vor eine Schüssel wohlriechender Knochen zu setzen und dem Tier trotzdem zu verbieten, auch nur einmal an diesen Köstlichkeiten zu riechen. Bayerl mag mir diesen Vergleich verzeihen, aber ich finde ihn den treffendsten Vergleich in dieser Situation, die jetzt auf ihn zukam. Nun, der Bayerl ließ die Finger natürlich nicht von seiner Tätigkeit. Zuvielen Menschen hatte er bereits geholfen, als daß er jetzt andere Verzweifelte von seiner Tür weisen sollte. Lassen wir hier einen Teil seiner Biographie Johann Bayerl selbst schreiben. Nichts ist kennzeichnender für das Leben dieses Mannes, als ein Brief vom 6. Oktober 1971 an das österreichische Bundesministerium f. soziale Verwaltung. Da schrieb Bayerl:

»Sehr geehrte Herren!
Das Bundesministerium für soziale Verwaltung in Wien hat am 27.8.1971 wegen Übertretung des § 1 Ärztegesetz, BGBl. Nr. 92 aus 1949 gegen mich beim Magistrat Salzburg Strafanzeige erstattet.

unter dem gesetzlichen Schutz die Krebsheilung sabotieren. Die Krebskrankheit Die Anzeige erfolgte aufgrund der Berichte in einer deutschen Illustrierten. Es wird in der Anzeige behauptet, daß ich mich als Kurpfuscher betätige.
Da das Sozialministerium nicht weiß, was das Wort Kurpfuscher bedeutet und wer eigentlich ein Kurpfuscher ist, so will ich Ihnen dieses Wort erklären: Kurpfuscher ist ein jeder, der am Kranken eine Kur beginnt und diese zum Schaden des Kranken, deren Angehörigen und des Staates verpfuscht. Die Ärzte verpfuschen sehr viele Kuren, folgedessen sind auch diese Ärzte Kurpfuscher. Diese meine Behauptung kann ich durch Tausende schriftliche Unterlagen beweisen. Als ich meine Heilpraxis noch ausübte, habe ich viele von den Ärzten verpfuschte Kranke noch geheilt. Ich bin auch in der Lage, die Krebskrankheit zu heilen, wenn sie das Endstadium noch nicht erreicht hat und der Kranke mithilft, geheilt werden zu wollen. Warum werde ich nicht aufgefordert, diese meine Behauptung zu beweisen? Warum geben mir die Ärzte von ihnen diagnostizierte Krebsfälle nicht in die Behandlung, um beweisen zu dürfen, daß die Krebskrankheit durch mein Naturheilverfahren heilbar ist? Anscheinend haben die Ärzte und auch das Sozialministerium kein Interesse zu wissen, daß die Krebskrankheit heilbar ist ... Ich habe von den Ärzten aufgegebene Krebskranke geheilt, und die Beweise sind vorhanden. Weil diese Menschen aber durch mich gesund geworden sind, behaupten jetzt die Ärzte, sie hätten sich in der Diagnose geirrt und es wäre kein Krebs gewesen. Die Ärzte konnten diese Menschen nicht heilen. Durch mich wurden sie gesund. Es ist somit bewiesen, daß meine Heilkunst doch eine bessere ist, als die vieler Ärzte. Zuvor haben die Ärzte einen Krebs festgestellt und weil dieser von mir geheilt wurde, war es kein Krebs! ...
Mit Herrn Univ.-Prof. Dr. Fellinger in Wien, habe ich am 10. Mai gesprochen. Er sagte mir, wenn ich in Wien wohnen würde, dann könnte ich in seiner Klinik Krebskranke behandeln. Daraufhin ersuchte ich ihn, mir diese Möglichkeit mit den Salzburger Ärzten herzustellen. Er meinte, daß er dies nicht könne, denn die Ärzte seien frei wie Richter und er könne die Ärzte nicht dazu verpflichten.
Herr Universitätsprofessor Dr. Heinrich Wrba, Vorstand des Institutes für Krebsforschung und Krebsbekämpfung in Wien war im Jahre 1967 mit seinem an Leukämie erkrankten Kind bei mir und ich sollte ihm helfen. Gerne wollte ich dies tun. Leider überfiel ihn dann der Gedanke, daß er ein Universitätsprofessor ist, noch dazu Vorstand des Krebsinstitutes. Diese Position ließ es schließlich nicht zu, sein Kind von mir behandeln zu lassen. Er gab es wieder in das Krankenhaus.
Leider haben wir seit der Zeit der Kaiserin Maria Theresia ein Gesetz, welches nur den Arzt gesetzlich schützt, nicht aber den Kranken. Wenn also ein Arzt einem Kranken nicht helfen kann, dann ist es auch verboten, daß ein Heilpraktiker

diesem Kranken hilft. Unsere Bundesverfassung garantiert den Menschen das Recht auf Leben, Freiheit und Sicherheit. Auch die Konvention zum Schutze der Menschenrechte sichert den Menschen dieses Recht zu. Unser Österreich ist Mitglied der europäischen Menschenrechtskommission in Straßburg. Österreich hat sich verpflichtet, diese Menschenrechte zu würdigen.
Ich stelle nun an Sie die Frage, warum Sie den von den Ärzten unheilbaren Menschen das Recht auf Gesundheit und Leben durch Heilpraktiker verweigern? Warum respektieren Sie die Menschenrechte nicht?...
Ich bin jederzeit dazu bereit, meine Heilkunst vor den Ärzten zu beweisen. Ich bin kein Kurpfuscher, wie Sie mich genannt haben...

Hochachtungsvoll
Johann Bayerl«

Diesem Schreiben kann ich im Zuge vorliegender Dokumentation nur eines aus jüngster Zeit gegenüberstellen. Zwischen beiden Briefen liegen sieben Jahre. Doch – der Kampf eines Johann Bayerl ist der gleiche geblieben. Auch 1978 wurde Bayerl wieder einmal als »Scharlatan« angeschossen. Dies bereits zu einem Zeitpunkt, da er mit der Firma Evers in Kontakt stand. Zu einem Zeitpunkt, da man – allerdings in Deutschland! – daran ging, die Bayerl-Heilmethode zu prüfen, zu testen.
Am 28. April 1978 schrieb Johann Bayerl an die Salzburger Ärztekammer:
»Sehr geehrter Herr Präsident Dr. Grießer!
Es ist richtig, daß ich mit der Heilmittelfabrik Evers in Pinneberg einen Lizenzvertrag über meine erfolgreiche Krebstherapie und Herstellung meiner Hilfsmittel zur Krebsbekämpfung abgeschlossen habe.
Ich darf aber erwähnen, daß ich nie behauptet habe, daß meine Heilmittel allein den Krebs heilen könnten. Um den Krebs tatsächlich heilen zu können, muß meine gesamte Therapie genauestens durchgeführt werden. Wenn das geschieht, dann kann ich oftmals noch Operierte, Bestrahlte und zum Teil von der Schulmedizin Aufgegebene noch heilen, was ich jederzeit zu beweisen bereit bin.
Ich darf aber nicht unerwähnt lassen, daß ich seit 42 Jahren ein Heilpraktiker bin und in Deutschland meine bestandenen Heilpraktikerprüfungen habe. Es ist nicht richtig, mich gegenüber einem Pressevertreter als Laien und Scharlatan zu bezeichnen, wie Sie dies getan haben.
Ich hatte mich der medizinischen Fakultät, der Österreichischen Krebsgesellschaft, Univ.-Prof. Hußlein, Univ.-Prof. Wrba, Univ.-Prof. Fellinger, den Ärztekammern und dem Gesundheitsministerium angeboten, Krebskranke unter der Aufsicht der Ärzte heilen zu wollen. Alle meine diesbezüglichen Angebote wurden von diesen Stellen abgelehnt. Somit ist erwiesen, daß es diese Stellen sind, die

ist durch mein diesbezügliches Fachwissen verhütbar und im entwickelten Stadium noch heilbar, solange der Krebs das Endstadium nicht erreicht hat und meine Krebstherapie genau durchgeführt wird. Ich stehe der Ärzteschaft doch jederzeit zu diesbezüglichen Gesprächen zur Verfügung. Leider haben wir bei uns in Österreich seit 200 Jahren ein Verbotsgesetz für Heilpraktiker, welches gleichzeitig das Verbotsgesetz auf Gesundheit und Leben aller von den Ärzten unheilbar kranken Menschen ist.

Die Schulmedizin tastet in der Krebsforschung und Krebsbekämpfung noch völlig im Dunklen herum, durch mein Naturheilverfahren könnten die Patienten gerettet werden.

Es ist grausam zu wissen, daß unsere Gesundheitsbehörden und die Ärztekammer den todgeweihten Kranken verbieten, sich von einem Heilpraktiker heilen zu lassen. Diese Menschen werden durch das bestehende Gesetz zum Sterben und zur Krankheit gezwungen, anstatt von einem Heilpraktiker geheilt werden zu dürfen. Wenn die Ärztekammer für den Schutz der Kranken ist, dann darf sie die Kranken nicht hindern, sich von einem Heilpraktiker behandeln und heilen zu lassen, wenn die Ärzte nicht helfen können.

Sehr geehrter Herr Präsident Dr. Grießer! Ich bitte Sie, mir eine klare Antwort zu meinem Schreiben zukommen zu lassen.

Mit freundlichen Grüßen
Johann Bayerl«

Für den Menschen mit normaler Ratio ist es oft unvorstellbar, mit welcher Energie dieser Bayerl arbeitet, forscht und – um sich schlägt. Und nun kann man bereits sagen: Jahrzehnt um Jahrzehnt. Aus den bisherigen Kostproben dieser Dokumentation geht eindeutig hervor, welche Kriege Bayerl zu führen hat. Und Frieden? Friede ist noch lange nicht abzusehen. Denn, und darüber sprachen wir bereits, der Mensch hat keinen größeren Feind als sich selbst. Und wenn er von Vernunft spricht, dann meint er wohl in erster Linie Zweifel. Zweifel, die es ihm nicht gestatten, aus den Erkenntnissen seiner Artgenossen unbedenklichen Nutzen zu ziehen.

Denn auch das müßte eine Ratio erkennen: Seit über dreißig Jahren schreit Johann Bayerl in alle Welt hinaus, er habe ein Mittel gegen den Krebs gefunden, er könne Krebs heilen. Rein unser Selbsterhaltungstrieb müßte uns dazu bestimmen, dieser Sache auf den Grund zu gehen. Handelt es sich etwa nur um eine Massenhysterie, um ein Heer eingebildeter Kranker? Und auf der anderen Seite: Es ist doch heute nicht mehr wegzuleugnen, daß Bayerl Erfolge in seiner Krebsbehandlung hatte und hat. Diese kann man nicht einfach mit einer Handbewegung vom Tisch fegen. Waren alle diese Geheilten tatsächliche Fehldiagnosen der Mediziner? Dann – so fürchte ich! – steht es schlecht um die Medizin unseres

Jahrhunderts. Einen unerklärlichen Heilerfolg kann man nicht mit »Fehldiagnose« allein simplifizieren.

Meiner Meinung nach wäre die einzige Lösung in diesem Dilemma eine echte Überprüfung: Wir haben Mediziner, wir haben Laboratorien, wir haben Chemiker, wir haben Physiker, wir haben Naturwissenschaftler – wir haben all das, was wir Fortschritt bezeichnen. Diesem Fortschritt dürfte und sollte es nicht schwer fallen, ein Exempel zu statuieren: Ja, dieser Bayerl ist ein Scharlatan! Nein, dieser Bayerl ist kein Scharlatan! In beiden Fällen sind allerdings einwandfreie Beweise zu erbringen. Und sollte dieser Bayerl recht haben, dann sei ihm sein Erfolg vergönnt! Dann hat sich eben einmal »ein blindes Huhn, das ein Korn gefunden hat« um die Volksgesundheit verdient gemacht. Er hat zwar keinen akademischen Titel, doch auf diesen könnten wir unserer Gesundheit zuliebe gern verzichten.

JOHANN BAYERL UND SEINE THESEN

Heute liegt ein komplettes »Bayerl-Programm« zur Bekämpfung der Krebskrankheit vor. Freilich, dieses ist kein Selbsthilfeverfahren. Der Arzt, der Heiler muß in jedem Fall zu Rate gezogen werden. Was Bayerl der Menschheit gegeben hat oder auch noch gibt, das ist das Gerüst zu einer erfolgreichen Heilung. Eine Methode, eine Therapie, die in den Händen eines kundigen Heilers zu unserem Segen werden kann. Im weiteren Verlauf des Buches werden wir von der Bayerl-Therapie, seinen Erkenntnissen noch hören. Auf den neuesten Stand gebracht, vertraute er sich dem Autor dieser Dokumentation an. Und damit Ihnen, liebe Leser.
Die erste Ausführung seiner Arbeit in erweiterter Form sei nun nicht vorenthalten. Am 26. Juni 1975 schrieb Johann Bayerl einen detaillierten Bericht an das National Cancer Institute in Bethesda, Maryland. Was man ihm in seiner neuen Wahlheimat, in Österreich, noch verweigerte, nahmen die Amerikaner mit großem Interesse auf. Über »Die Krebskrankheit, ihre Ursachen, Verhütung und Heilung« schrieb damals Johann Bayerl:
»In der heutigen fortschrittlichen, wissenschaftlichen und modernen Welt ist die Krebskrankheit der Volksfeind Nr. 1 geworden. Die Forscher der Welt bemühen sich, das Geheimnis der Krebskrankheit zu lösen. Täglich sterben viele Krebskranke in aller Welt.
Die Krebskrankheit ist nun ein Problem für die ganze Welt geworden. Es ist die Aufgabe aller Menschen, im Kampf gegen den Krebs mitzuhelfen. Daher ist es auch meine Aufgabe, meine Forschungsarbeit auf dem Gebiet des Krebses, Verhütung und Heilung der Öffentlichkeit mitzuteilen.
Seit 40 Jahren bin ich Naturheiler. Seit 30 Jahren befasse ich mich auch mit der Krebsforschung und -heilung. Durch meine Forschungsarbeit glaube ich, dem Krebs auf die Spur gekommen zu sein. Auf Grund meiner diesbezüglichen Erkenntnis kann ich den Krebs auch dann noch heilen, wenn er bereits entwickelt ist. Manchmal konnte ich von der Schulmedizin Aufgegebene noch heilen. Nur dann, wenn der Krebs das Endstadium erreicht hat, dann kann auch ich nicht mehr helfen.

Wenn ich nun zum Thema Krebsentstehung übergehe, so muß ich sagen, daß der Verdauungsvorgang durch das Kauen schon im Mund, der Speiseröhre, im Magen und im Darm beginnt. Mund, Speiseröhre, Magen und Darm müssen jede Schikane über sich ergehen lassen, die durch die Hand zugeführt wird. Die gesunde Ernährung und Lebensführung wird den Körper gesund erhalten. Wenn Magen und Darm gesund sind, dann ist auch der ganze Körper gesund. Ernährt sich der Mensch ungesund, dann werden vorerst Magen und Darm erkranken. Diese Erkrankung kann verschiedenartig sein. Jedenfalls - mindestens 80% aller Krankheiten habe in Magen und Darm ihren Ursprung!

Falsch ernährt sich der Mensch, wenn er viel Süßigkeiten, viel Obst, Kompotte, Marmeladen, Fleisch- und Fleischwaren ißt. Ebenso falsch ist es, Kaffee, schwarzen Tee, Obstsäfte, Limonaden und kohlensäurehaltige Getränke zu trinken. Das Obst und alle Obstprodukte, wie Obstsäfte, sind Gärungsprodukte, die in Magen und Darm zu gären beginnen. So nehmen sie die Magensäure weg, schwächen die Verdauung und sind Lieblingsnahrung aller krankmachenden, körperfremden Bakterien. Kuchen, Torten, Schokolade und dergleichen haben ebenfalls diese Wirkung. Dadurch werden Magen und Darm nur schwerkrank gemacht.

Das Fleisch ist ein Verwesungsprodukt. Wenn also der Mensch täglich Fleisch oder Fleischwaren ißt, dann können weder Magen noch Darm das viele Fleisch verdauen. Es bleiben Fleischreste zwischen den Schleimhautfalten zurück, die weder verdaut noch ausgeschieden werden.

Diese Fleischreste gehen in Verwesung über, und es bilden sich die Verwesungsbakterien. Die Verwesungsbakterien, teils auch Würmer, beschädigen die Magen- und Darmschleimhäute sehr und greifen auch die Magen- und Darmwände an. Es kommt zu schweren Infektionen, denn diese Parasiten scheiden ja auch gefährliche Gifte und Viren aus. Diese Gifte und Viren werden von den Darmzotten aufgesaugt und in das Darmblut geleitet. Nun ist das Darmblut giftig. Die Leber sollte diese Gifte und Viren abbauen. Das kann sie aber auf die Dauer nicht. Somit werden diese Gifte und Viren in den allgemeinen Blutkreislauf geleitet und das Blut verseucht.

Diese Gifte und Viren, die von den Verwesungsbakterien – teils auch von den Würmern – in Magen und Darm ausgeschieden werden und im Blut vorhanden sind, werden vom Blut auf geschwächten Zellen abgelagert. Hier kommt es nun zur Krebsinfektion. Der Körper aber mobilisiert sofort seine Abwehrstoffe und -kräfte und kapselt diese Zellen ab.

Die solcherart abgekapselte Zelle ist nun tot und bekommt weder Ernährungsstoffe noch Sauerstoffe zugeführt. Die angrenzenden Zellen werden aber durch die Viren und Gifte im Blut in Mitleidenschaft gezogen. Und auch hier wieder entstehen Krebsinfektionen. So nimmt das Krebsgeschehen seinen weiteren Verlauf. Eines Tages entsteht in den toten Zellen ein Verwesungsprozeß, doch das Verwesungsprodukt kann jetzt nicht mehr nach außen, weil ja die Zelle abgekapselt ist. Also beginnt das Verdauungsprodukt in der Zelle zu gären und somit setzt die Zellwucherung ein. Von diesem Vorgang spürt der Mensch garnichts. Jahrzehnte kann der Mensch das Krebsgeschehen in sich tragen, ohne daß er es weiß, daß er von Krebs bereits behaftet ist. Plötzlich und heimtückisch bricht der Krebs eines Tages aus, und dann kann es vielfach zu spät sein.

Alle Krankheiten sind erblich belastet. So auch der Krebs. Durch falsche Ernährung und Lebensführung werden die Krankheiten hervorgerufen. Daher ist die gesunde Ernährung zunächst die beste Medizin. Ohne gesunde Ernährung und Lebensführung gibt es einfach keine Gesundheit. Wer gesund bleiben will, der muß ein »saueres und bitteres Leben« führen. Das heißt, er muß auf die süßen Nahrungs-und Genußmittel verzichten. Auf Obst und Obstprodukte muß verzichtet werden. Das Obst hat die Schöpfung für die Tiere geschaffen, nicht aber für die Menschen. Der Mensch darf nur mitnaschen. Der gesunde Mensch soll in der Woche bestenfalls ein Kilogramm Obst zu sich nehmen. Ißt er mehr, dann ißt er sich krank. Ist der Mensch aber einmal krank, dann darf er in der Woche nur zwei Bananen und 1 bis 2 Grapefruits essen.

Wer gesund leben will, der esse zum Frühstück eine gesalzene Milch und Brot dazu. Dies eventuell auch als Abendmahl. Das Brot ist die beste Torte. Brot kann der Mensch jedes essen, ob schwarz oder weiß. Wer gesund bleiben und gesund werden will, der darf nur gesalzene Milchspeisen, Mehlspeisen, Kartoffelspeisen. Teigwaren, Hülsenfrüchte, Eierspeisen, Reis, Sago, Polenta (Mais- und Maismehlprodukte), Rüben, Tomaten, Gemüse aller Art, Kraut, Sauerkraut, gesalzenen Quark und quarkähnliche Käsesorten essen.

Laib-oder Stangenkäse, also Hartkäse, dürfen nicht verspeist werden. Schimmel ist Gift. Der Hartkäse ist schwer verdaulich und die Lieblingsnahrung aller krankmachenden körperfremden Bakterien. Er ist auch sehr wurmbildend.

Mit dem Salz soll der Mensch nicht unbedingt sparen. Das Salz ist gesund, denn es fördert die Verdauung, löst körperfremde Bakterien auf und bringt sie zur Ausscheidung. Das Salz verhindert Magen- und Darmgärung, Magen- und Darmfäulnis, Zellgärung und Zellfäulnis. Das Salz ist der Antriebsstoff für die Körperorgane. Wenn die Schulmedizin behauptet, Salz sei gesundheitsschädlich, weil es Wasser im Körper bindet, die Nieren schädigt und den Blutdruck steigert, so entspricht das nicht den Tatsachen. Wenn die Nieren gut funktionieren, dann werden sie alles Wasser aus dem Körper ausscheiden. Auch die Nieren bedürfen notwendig des Salzes. Ebenso benötigt es das Herz. Denn durch die schweren Magen- und Darmgifte, die im Blut vorhanden sind, werden auch schwere Herzleiden hervorgerufen. Auch die Steinbildung im Körper wird durch Salz verhindert. Nierensteine, Gallensteine, Harnblasensteine entstehen durch die Kalksalze, die im Blut vorhanden sind. Diese Kalksalze spalten sich vom Blut und lagern sich entweder auf die Nieren, die Gallensteine oder die Harnblase. Die Spaltung der Kalksalze vom Blut darf nicht erfolgen. Diese müssen im Blut gebunden bleiben, damit sie den Knochen und Muskeln als Aufbaustoffe zugeführt werden können. Das Salz erhält das Blut schön dünnflüssig, damit es zu keinen Kreislaufstörungen, weder im Blut noch im Lymphkreislauf kommt.

Durch den Genuß von viel Süßigkeiten wird das Blut dickflüssig und es lagern sich Schlacken an die Lymph- und Blutgefäße ab. Es kommt zur Lymphstauung und Verkalkung der Blutgefäße und kann zum Schlaganfall führen. Daher heißt das oberste Gebot: Jede süße Nahrung meiden!

Nur dann darf der Mensch etwas Süßes essen, wenn er zuviel Magensäure hat. Diese macht sich dadurch bemerkbar, daß der Mensch beständig Hunger hat. Ißt er dann nicht, dann treten beständige Druckschmerzen auf. Dann darf er etwas Süßes essen, denn die Süßigkeiten dämmen die überschüssige Magensäure sofort ein, die Fundusdrüsen werden dazu veranlaßt, weniger Säure zu bilden.

Hat man Sodbrennen, dann ist dies ein Zeichen von zuwenig Magensäure. Die Leber baut die verbrauchten roten Blutkörperchen in nicht ausreichendem Maße ab. Von der Leber wird zu wenig Galle produziert und eine schlechte Fettverdauung ist dann die Folge. Das Sodbrennen wird von den unverdauten Fettsäuren verursacht. In so einem Fall hilft Kalmuswurzeltee oder die Einnahme von Kalmuswurzel-Tinktur, auch Wermut und Angelikawurzeltee.

Die engen Bundhosen und Hosenriemen führen ebenfalls zu schweren Verdauungsstörungen. Der Bauch ist dadurch abgeschnürt. Der Magen kann den Speisebrei zu wenig in den Zwölffingerdarm zur weiteren Verdauung transportieren. Es erfolgt ein Rückstau des Magen- und Darminhaltes. Die Verdauung geht nur sehr langsam vor sich. Jetzt entstehen Magen-und Darmgärungen sowie Fäulnisprozesse, die schwere Leiden nach sich ziehen und ebenfalls die Krebsentwicklung begünstigen.

Bei den Frauen besteht die Gefahr in zu enger Bauchkleidung (Mieder). Enge Büstenhalter können Brustkrebs hervorrufen, wenn die Krebsgifte und Krebsviren im Körper vorhanden sind. Kleidung soll locker sein, um den Körper in keiner Weise zu behindern. Die Hose beim Mann soll bis zum Brustbeinspitz heraufreichen, soll weit sein und den Bauch gut wärmen. Bei der Krebserkrankung sind meistens auch die Nieren, Harnleiter, Harnblase oder auch die Nebennieren in Mitleidenschaft gezogen. Die Nieren scheiden die Körpergifte zu wenig aus. Deshalb müssen auch die Nieren in guter Funktion gehalten werden, damit die Körpergifte reichlich ausgeschieden werden können.

Der kranke Körper muß entgiftet, nicht aber vergiftet werden. Ein vergifteter

Körper kann nie gesund werden. Daher auch Arzneigifte meiden. Leider ist nunmehr in der Luft ebenfalls nur mehr wenig Sauerstoff enthalten. Sie wird durch die kriegerischen Handlungen in der Welt, durch die ständigen Atombombenversuche, durch die Flugzeuge, Autoabgase, durch die Industrie, durch Verwendung von Kunstdünger und durch das Rauchen der Menschen vergiftet. Die Menschheit vernichtet sich selbst. Der Raucher verkürzt sich sein Leben um mindestens 5 bis 20 Jahre. Durch das Rauchen entstehen Herzinfarkt, schwere Herz-und Kreislaufstörungen, Raucherbeine, Kopfschmerzen, Bronchitis und Asthma.

Der Raucher macht nicht nur bloß sich selbst krank, sondern er vergiftet auch seine Umwelt und die Mitraucher. Der Raucher ist auch der Produzent kranker Kinder. Das Nikotingift und alle anderen Schadstoffe gelangen in der Lunge in das Blut. Nun ist das Blut vergiftet. Dieses Rauchergift wird bis in die kleinsten Zellen des Menschen weitergegeben. Beim Mann bis in die Samenzellen. Dadurch werden geschwächte Spermen produziert und daher kränkliche und geschwächte Kinder in die Welt gesetzt. Wenn die Frau auch eine Raucherin ist, dann werden diese Rauchgifte dem werdenden Kind im Mutterleib direkt zugeführt und wiederum kommt einmal mehr ein krankes Kind zur Welt. Durch das Rauchen wird der Lungen-und Kehlkopfkrebs ganz besonders begünstigt.

Zurückkommend auf die Nahrungsmittel möchte ich noch erwähnen, daß Wurstwaren überhaupt nicht gegessen werden sollten, solange der Metzger abgelegenes Fleisch, welches schon in Verwesung übergeht und Sehnen verarbeitet! Zu allem Überfluß werden dann nicht selten besondere Farb-, Geschmacks- und Giftstoffe beigemengt. Zur Erzeugung von Wurstwaren sollte nur das vom frischgeschlachteten Tier stammende Fleisch ohne Sehnen verarbeitet werden.

Um die Nahrungsmittel naturrein zu bekommen, sollte der Kunstdünger überhaupt nicht verwendet werden. Zur Feldbestellung darf man nur Kompost, Mist und die Abfallprodukte von Mensch und Tier verwenden. Nach der Ernte sollte das Feld auf diese Weise kräftig gedüngt werden. Die Gifte werden über den Winter durch Sauerstoff, Regen, Schnee und Sonne abgebaut und zu einem gesunden Naturdünger verwandelt. Dann werden wir auch gesunde Lebensmittel ernten.

Auf die Nierenfunktion zurückkommend, muß ich darauf hinweisen, daß die Nieren hauptsächlich dadurch schwer erkranken, weil sich die Menschen oftmals mit dem Rücken auf die Wiesen legen und die Nieren dadurch schwer unterkühlt werden. Damit beginnt langsam schon das Nierenleiden und die Unterfunktion der Nieren nimmt ihren Anfang.

Krebs jedenfalls kann durch Stahl und Strahl absolut nicht geheilt werden, weil die eigentlichen Krebserreger dadurch nicht erfaßt und beseitigt werden. Solange nämlich diese Krebserreger in Magen und Darm nicht vernichtet sind, gibt es

keine Heilung! Die Krebserreger treiben nach der Operation und Bestrahlung im Körper weiterhin ihr Unwesen und der Krebs kommt an einer anderen Stelle neu zum Ausbruch. Wenn es sich bei den operierten und bestrahlten Menschen tatsächlich um einen Krebs gehandelt hat, dann ist er wieder entstanden und schließlich ist der Krebskranke doch an Krebs gestorben. Ich konnte in manchen Fällen Operierte, Bestrahlte und Aufgegebene noch heilen und die Beweise sind ja da. Freilich dauert eine Krebsheilung durchschnittlich 1 - 3 Jahre, weil die Menschen erst dann zu mir kommen, wenn die Schulmedizin bereits am Ende ist.
Zur Krebsheilung stelle ich mir die ungiftigen Kräuterheilmittel selbst her. Das Blut und der Körper werden durch diese ständig desinfiziert, Gifte und Viren werden abgebaut. Dieses regenerierte Blut wird auch den Tumoren zugeführt und der Tumor löst sich auf, als ob er niemals vorhanden gewesen wäre. Ich glaube, es ist besser, den Krebs mit Naturheilverfahren zu heilen, als sich dem Messer und den Strahlen zu unterwerfen...«
Diese vorangestellte Arbeit Johann Bayerls möchte ich als »Erstlingswerk« des Naturheilers betrachten. Hier hat er erstmals in umfassender Form von sich aus berichtet, wie der Krebs heilt, wodurch dieser – seiner Meinung nach – entsteht. Nun, Bayerl ist kein Schriftsteller. Trotzdem sind die vorangegangenen Zeilen sehr beeindruckend. Und sagen wir es offen heraus: Aus den verschiedentlichen ungelenken Formulierungen spricht bereits ein jahrzehntelanges Bemühen um Wissen und Erkennen.
In diesem Zusammenhang möchte ich nicht unerwähnt lassen, daß Bayerl naturgemäß oft Zielpunkte verschiedener Journalisten war und wohl auch noch ist. Viele von ihnen bemühten sich, den Mann, seine Arbeit ehrlich zu verstehen oder ehrlich zu interpretieren. Wenn das vielleicht nicht immer gelungen ist, dann führte dies nicht selten gleich zu erneuten, heftigen Angriffen seitens der »Bayerl-Feinde«. Doch – einen Bayerl brachte all dies nicht aus der Fassung. Wenn man ihm Unrecht tat, ihn verleumdete, ihn verspottete, dann zog er sich in sein Arbeitszimmer zurück und wühlte in Bergen von Briefen. Zeilen jener Menschen, denen er geholfen hatte oder solcher, die ihre letzte Hoffnung in ihn setzten. Briefe wie dieser vom 30.10.1978. Da schrieb eine Frau G.P. aus Wien;
»Ich wurde vor 13 Jahren an Brustkrebs operiert und wurden mir beide Brüste amputiert. Als Nachbehandlung erhielt ich etwa 30 Bestrahlungen.
Laut ärztlicher Aussage waren meine Leber sowie Knochen »angegriffen«.
Ich habe Herrn Bayerls Naturheilmittel längere Zeit eingenommen (genaue Zeit weiß ich heute nicht mehr) und seine Diät befolgt.
Ich habe mich danach außerordentlich gut erholt und diese Krankheit ist bis heute nicht mehr in Erscheinung getreten. Ich bin der festen Überzeugung, daß mir Herr Bayerl geholfen hatte...«

Übrings, und auch das muß ich sagen: In dieser vorliegenden Dokumentation sind weder Briefe, noch Bestätigungen oder Aussagen in irgendeiner Form – und sei es aus »journalistischen Gründen« verändert worden. Den Zweck einer Dokumentation sehe ich daran, jeden Wortlaut orginaltreu wiederzugeben. Allerdings habe ich die Namen von Patienten oder Privatpersonen nicht voll ausgeschrieben. Diese oft vom Schicksal schwer gezeichneten Menschen sollen nicht zu sehr in das Licht der Öffentlichkeit gezerrt werden. Ihre Bekenntnisse oder Aussagen dienen letztlich auch nur dazu, den Bilderbogen um Johann Bayerl zu illustrieren. Anders verhält es sich bei offiziellen Stellen oder Ämtern. Diese habe ich genannt und werde dies auch im weiteren Verlauf des Buches so halten.

Zur Illustration lassen Sie mich diese kleine Geschichte einfügen. Seit langem ruft mich Johann Bayerl immer wieder an. Diese Gespräche sind schon so etwas wie eine vertraute Plauderstunde geworden. Manchmal erzählt er mir, was er gerade arbeitet. Und einmal berichtete er mir über diesen Fall:

»Da war ein Arzt bei mir. Den habe ich vom Krebs geheilt. Und er war so dankbar, daß er das in seiner Klinik erzählte. Und nur unter größter Anstrengung konnte vermieden werden, daß er nicht seinen Titel verlor. Ist das nicht furchtbar?«

Weshalb ich ihnen das erzähle? Um Sie um Ihr Verständnis zu bitten, daß auch jene Ärzte, die von einem Bayerl überzeugt sind, in der Anonymität bleiben müssen. Vielleicht wird man in späteren Jahren, wenn es uns alle nicht mehr gibt, mit aller Offenheit das jetzt noch »so heiße Thema« Bayerl anders behandeln dürfen. Heute sind wir dazu gezwungen – auch wenn ich alle Unterlagen in meinem Archiv habe – manchmal Schweigen zu üben.

Kehren wir zurück zu der ersten schriftlichen Darstellung Johann Bayerls über seine Krebstherapie. Hierzu noch eine Bemerkung am Rande: Die Amerikaner bedankten sich bei dem Salzburger, versicherten ihm ihr großes Interesse und dann – hörte Bayerl nichts mehr von ihnen. Ende 1978 hatte ich Gelegenheit, wieder einmal in Zeitungen zu stöbern. Stellen Sie sich mein Erstaunen vor, liebe Leser, als ich in einer anerkannten deutschen medizinischen Zeitschrift über die »neuesten Entdeckungen« von US-Wissenschaftlern las. Der Text besagte nichts anderes, als Bayerl schon Jahre zuvor gepredigt hatte. Freilich, das alles konnte ein Zufall sein. Vielleicht gab und gibt es zwei »blinde Hühner«, die dasselbe Korn gefunden haben. Merkwürdig berührt ist man aber trotzdem, wenn man sich mit der Materie Bayerl beschäftigt. Wenn man immer und immer wieder davon hört, liest und sieht, wie dieser Mann – gestatten Sie es mir, jetzt endlich einmal zu sagen: dieser Idealist! – verhöhnt wurde. Nirgendwo habe ich bisher gelesen, daß man sich auch über die »amerikanischen Entdeckungen« lustigmachte, diese als »glatten Unfug« abtat.

Etwas scheint mir in diesem Drama rund um Johann Bayerl klar: Viele gibt es, die ihm sein »Geheimnis« um die Krebsbekämpfung abluchsen möchten. Auch jene, die sich als seine Gegner im Vordergrund des öffentlichen Interesse aufspielen. Hier wenigstens erfährt Bayerl ein »indirektes Anerkennen«. So sehe ich das persönlich. Und ich habe volles Verständnis für diesen Mann, wenn er seine Forschungsergebnisse nicht an die große Glocke hängt. Er, der Vielgeschmähte möchte – und rein psychologisch muß man das verstehen! – namentlich genannt werden. Namentlich als Entdecker einer wirksamen Krebstherapie. Und wieder verstehe ich Bayerl und bitte Sie alle, sich meinen Gedanken nicht zu verschließen: Diesem Bayerl geht es nicht darum, an der kranken Menschheit zu verdienen! Er forschte und forscht nicht unentwegt, um sich zu bereichern. Der Opferweg dieses Mannes führt nicht zu Luxus und sogenanntem »dolce vita«. Dieser Mann ist das lebende Beispiel seiner eigenen Therapie: Zufrieden bei gesalzener Milch, natürlichen Speisen, umgeben von einer treusorgenden Frau. Von dem Willen beseelt, anderen zu helfen.

Und dann immer wieder diese Briefe, von Menschen in höchster Not, die sich an Bayerl wandten. Am 15. Mai 1972 schrieb Frau K.K. aus Regensburg:

»Sehr geehrter Herr Bayerl!

Seit nunmehr 9 Monaten befindet sich meine Mutter in Ihrer Behandlung. Es drängt mich, Ihnen meinen Dank dafür auszusprechen, daß es durch Ihre Behandlungsmethode meiner Mutter schon bedeutend besser geht.

Wie Sie ja wissen, war meine Mutter etwa 6 Wochen (Juni/Juli 1971) im hiesigen Krankenhaus St. Josef stationär in Behandlung. Während dieser Zeit wurde sie operiert und punktiert. Eine Besserung trat nicht ein. Der behandelnde Arzt sagte mir, die Diagnose hätte ergeben, daß meine Mutter aller Wahrscheinlichkeit nach Krebs, Lungenkrebs, hätte. Die Tochtergeschwülste hätten sich schon im ganzen Körper gebildet und meine Mutter würde das Jahr 1971 nicht mehr überleben. Weiter sagt der Arzt, daß also keine Besserung zu erwarten sei und meine Mutter könne aus dem Krankenhaus entlassen werden. Zum Punktieren solle meine Mutter dann wieder für 2 bis 3 Tage in das Krankenhaus gebracht werden. Auch meinte der Arzt auf meine Frage, daß ein Sanatorium-Aufenthalt keinen Zweck mehr hätte.

Meine Mutter war körperlich derart geschwächt, daß sie nicht mehr gehfähig war und im Lehnstuhl umhergetragen werden mußte.

Da sind wir durch Bekannte auf Sie aufmerksam gemacht worden und wir fuhren auch sofort zu Ihnen! Und ich wiederhole noch einmal: Seit dieser Zeit ging es langsam aber sicher aufwärts mit meiner Mutter! Auch zum Punktieren brauchte meine Mutter nicht mehr in das Krankenhaus, da das Wasser auf natürliche Weise durch Ihre Behandlung abging!

Alle unsere Bekannten die meine Mutter vor und während des Krankenhaus-Aufenthaltes gesehen und gesprochen hatten, können es garnicht fassen, wie gut es – dank Ihrer Behandlung! – heute meiner Mutter wieder geht.
Heute läuft meine Mutter ohne jede Hilfe wieder und sie verrichtet auch selbst ihren Haushalt.
Es ist kurz gesagt ein Wunder!

Mit freundlichen Grüßen
K.K.«

Können alle diese Dokumente, von denen ich in diesem Buch ja nur eine kleine Auswahl vorstelle, tatsächlich nichts anderes sein als Massenhysterie um einen nichtskönnenden »Wundermann«? Können alle diese Dokumente nichts anderes sein als »Fehldiagnosen«, auf deren Kosten ein Bayerl seinen Ruf begründet? Nun, ich möchte das tatsächlich allen Ernstes bezweifeln! Reden wir lieber von einem Psycho-Thriller gegen einen Menschen, der nichts anderes im Sinne hat, als uns Gutes zu tun! Gutes, das obendrein »preiswert« ist.

»Kann sich denn,« wollte ich von Bayerl einmal wissen, »jeder Mensch Ihre Krebstherapie auch leisten? Oder sind daran nur wiederum begüterte Minderheiten beteiligt?«

»Was kosten denn,« entgegnete Bayerl einfach, »schon ein paar Pflanzen? Jeder kann sich meine Therapie leisten! Eine Ausheilung, die bis zu zwei Jahren dauert, kostet nicht mehr als 1000 bis 1500 Mark. Dividieren Sie das einmal durch 24 Monate: Da wissen Sie selbst am besten, was ein Mensch bei mir für seine Gesundheit ausgeben muß!«

Nein, Bayerl ist kein »Schwerverdiener«. Schon sein Auto unterscheidet ihn von vielen »Kollegen«. In der hölzernen Garage im Garten steht nicht das neueste Modell der Automobilindustrie. Auch mit einem Wagen älteren Baujahres kann man sehr gut seine kleinen Besorgungen machen. Und man lebt glücklich und zufrieden im Stile eines Bayerl. Wenn man etwa in seinem Arbeitszimmer sitzt und die Schläge einer Pendeluhr hört. Es ist fast wie bei Großvater. Auf jeden Fall ist es bei einem Menschen, der vielleicht zu den letzten Idealisten dieses Jahrhunderts gehört.

Und dies ist nicht allein meine Auffassung. Noch während ich an diesem Manuskript sitze, schreibt ein »Bayerl-Anhänger«, und in diesem Fall möchte ich den Namen dieses Mannes nennen:

Paul Klumpp aus Ettlingen: »Sehr geehrter Herr Bayerl!

Nun freue ich mich sehr, daß Sie es endlich geschafft haben, ein Buch auf den Markt zu bringen und ich habe mir auch eine originelle Werbung einfallen lassen. Davon aber später mehr, wenn ich ihr schönes Buch in Händen habe. Zudem habe ich ja ein Schreiben für den deutschen Bundeskanzler Dr. Helmut Schmidt und Frau Bundesministerin Dr. Antje Huber vorbereitet, zwecks fördernder Maßnahmen der Bundesregierung. Allerdings geht diese Post erst ab, sobald Ihr Buch auf dem Markt käuflich ist.

Alles Gute Ihr Paul Klumpp«

Ungezählte Freunde und Anhänger – zu denen ich mich mit aller Bescheidenheit zählen möchte – stehen hinter Johann Bayerl. Trotzdem bleibt das Geschehen um diesen Mann nicht ohne spannende Dramatik. So als hätte ein sensationslüsterner Dramaturg seine Finger im Spiel. Bisher sind wir noch immer ohne Beweis, daß Johann Bayerl eine Welt zum Narren hält, wie manche behaupten. Auf der anderen Seite stehen Tausende, die Gutes durch ihn erfahren haben, ihm dieses Gute jederzeit bestätigen. Umbrandet von einem Für und Wider kämpft Bayerl weiter um »seine Haut«. Auch dann, wenn er am 2. Januar 1979 diesen Brief an den Landeshauptmann von Salzburg, Dr. Wilfried Haslauer, schrieb:
»Sehr geehrter Herr Landeshauptmann!

Ich habe mich über ihren Brief vom 19. Dezember 1978 für die Senioren sehr gefreut, zu denen auch ich mit meinen 73 Jahren zähle.
Leider gibt es bei uns in Österreich für die Senioren aber auch für viele von den Ärzten unheilbare Kranke große Probleme, die einer Lösung zugeführt werden sollten.

Wie Sie wissen, sind bei uns in Österreich alle von den Ärzten unheilbar kranken Menschen gesetzlich zum Krankbleiben und zum frühen Sterben gezwungen, anstatt von einem Heilpraktiker geheilt werden zu dürfen.

Ärzte, Regierungsmitglieder, Gesetzgeber – auch sie müssen massenhaft an Krebs sterben, was nicht notwendig wäre. Ich heile die Krebskrankheit auch noch im entwickelten Stadium, solange der Krebs das Endstadium noch nicht erreicht hat und der Kranke mithilft, geheilt werden zu wollen. Ich konnte Operierte, Bestrahlte und von der Schulmedizin Aufgegebene an Krebs Erkrankte noch heilen und die Beweise sind da. Auf Grund dessen habe ich mit der Heilmittelfabrik Evers & Co in Pinneberg bei Hamburg einen Lizenzvertrag zur Herstellung und Auswertung meiner Krebstherapie abgeschlossen.
Ich bin bereit, Krebskranke unter der Aufsicht der Ärzte heilen zu wollen. Ich stehe auch allen Krebsexperten zu Gesprächen über das Krebsproblem, seine Ursachen, Verhütung und Heilung zur Verfügung. Ich bin in Deutschland ein gelernter Heilpraktiker, doch ist bei uns dieser Beruf gesetzlich verboten. Die Krebskranken müssen sterben, ob sie wollen oder nicht, anstatt von meinem Naturheilverfahren geheilt werden zu dürfen.

Viele Senioren sind auch krebskrank und möchten geheilt werden, was vielfach durch mich noch möglich wäre. Selbst der Krankenkassen-Chefarzt Dr. Schiener mußte an Krebs sterben und das war absolut nicht notwendig!
Sehr geehrter Herr Landeshauptmann! In Ihrem Schreiben führen Sie an, Sie wären den Senioren für Anregung und Vorschläge zur Verbesserung der Bemühung um diese dankbar. Darauf antworte ich, daß ich Ihnen sehr dankbar wäre, wenn Sie den Gesundheits-und Lebensschutz dieser alten Menschen auch durch Heilpraktiker sichern lassen könnten.
In diesem Sinne grüße ich Sie und zeichne

hochachtungsvoll
Ihr
Johann Bayerl«

Bitte, lieber Leser, vergleichen sie die von Bayerl verfaßten und in dieser Dokumentation abgedruckten Briefe an öffentliche Stellen. Sie werden über all die Jahrzehnte, die zwischen den einzelnen Schreiben stehen, eine unverbrüchliche Ähnlichkeit feststellen. Denn – ein Johann Bayerl hat immer dasselbe zu sagen: Ich möchte endlich offiziell helfen dürfen! Ich möchte nicht dafür bestraft und verfolgt werden, weil ich diesem oder jenem Menschen das Leben gerettet habe! Warum kann ich nicht in Ruhe arbeiten?

Persönlich füge ich diesem Aufschrei hinzu: Die Geschichte rund um einen Johann Bayerl könnte nicht einmal dem phantasiebegabten Gehirn eines Alfred Hitchcock entspringen. Denn Hitchcock ist nur ein Laie im Erfinden von Psycho-Thrillers im Vergleich zum Schicksal eines Bayerl.

Lassen wir es im Raum stehen, ob Bayerl tatsächlich der Erfinder einer einmaligen Krebsbekämpfung ist. Lassen wir diese Frage ganz bewußt im Raum stehen, liebe Leser. Als Resultat erhalten wir immer wieder dieselbe Antwort: Wenn das alles nicht stimmt, wenn das alles tatsächlich Fehldiagnosen oder eingebildete Kranke waren, dann kann man diese »Masse von Menschen«, die hinter einem Bayerl heute steht, nicht durch leere aber akademische Phrasen abspeisen wollen. Dann wäre es die verdammte Pflicht dieser Akademiker, den einwandfreien Nachweis zu erbringen, daß Bayerl nichts anderes als ein Scharlatan ist. Ein Scharlatan, der es verstand, durch Jahrzehnte eine Massenhysterie auszulösen, durch Jahrzehnte Briefe von glücklichen Menschen bekam, die darauf schwören von ihm geheilt worden zu sein.

Wenn aber – und dieses Wenn ist ein weiterer Höhepunkt um das dramatische Leben eines Johann Bayerl – der Salzburger doch Recht hatte, dann sollte Ehrlichkeit vor Standesdünkel und Neid vorherrschen. Dann muß man einfach zuge-

ben: Ja, dieser Bayerl hat die heiße Spur entdeckt! Und man drückt ihm die Hand. Und sagt nur zwei Worte: Danke schön!
Mehr als dieses dumme »Danke schön!« will ja der alte Mann in Salzburg gar nicht. Und wir alle können vielleich nur ungemein viel lernen von ihm. Damit es der Generation nach uns besser geht. Wenn sie von der Krebsangst befreit einem anderen Leben entgegen gehen kann. Oder – in dem Bewußtsein lebt, auch ein Bayerl hat jahrzehntelang Menschen nur an der Nase herum geführt... Um das zu wissen, muß man aber diesem Bayerl erst einmal eine Chance geben!
Jeder Schreibende hat Emotionen. Warum sollte ich keine haben? Für die Sache Bayerl könnte ich auf die Barrikaden klettern. Ganz einfach aus Neugier. Weil ich selbst einmal wissen möchte, was steckt hinter all dem? Und wieder blättere ich in den Unterlagen eines Bayerl, die mir dieser zur Verfügung gestellt hat. Und wieder ein Bild, das mich traurig stimmt. Lassen sie mich aus einer Flut von menschlicher Erkenntnis nur einige wenige Schicksale herausgreifen. Und sie werden meine Traurigkeit verstehen: Hier wurden Menschen geheilt, der Heiler aber – an den Pranger gestellt:
Walter E. aus Ipsheim, vom Winzerheimer Krankenhaus aufgegeben, Bayerl heilt ihn,
Paula F., Dürnkrut, Dickdarmkrebs, von Bayerl geheilt,
Maria H. aus Obertrum, laut ärztlichem Befund sollte die linke Brust entfernt werden, von Bayerl geheilt,
Robert M., aus Gurt, mit Magen-Darmkrebs, Leber-und Lungenkrebs aufgegeben, von Bayerl geheilt,
Kaspar H. aus Oberalm, ein Arzt sandte diesen Patienten zu Bayerl mit schwersten Darm-und Magenblutungen, Durchfall mit Schleimhautabgang, aufgegeben, von Bayerl geheilt,
Maria H. aus Wels, nach der Operation eines Darmtumores aufgegeben, von Bayerl geheilt,
Dr. Johannes K. aus Wien, Bauchdrüsen wurden operativ entfernt, wegen Krebs aufgegeben, von Bayerl geheilt.
Prof.K. aus St. Pölten, an Dickdarmkrebs schwer erkrankt, von den Ärzten aufgegeben, von Bayerl geheilt,
Johann H, aus Linz, operiert und aufgegeben mit Leber-,Bauchspeicheldrüsen- und Magenkrebs, von Bayerl geheilt.
Anne S. aus Waldbröl, vom eigenen Schwager, der Arzt ist, am Knie operiert und aufgegeben, von Bayerl geheilt.
Therese M. aus Salzburg, Unterleibsorgane wurden entfernt, ständiger Blutabgang, aufgegeben, von Bayerl geheilt.
Diese Liste könnte ich nun unendlich fortsetzen. Eine Liste von Operierten, de-

ren sich Bayerl annahm. Und an dieser Stelle frage ich mich: Waren denn all diese Operierten Fehldiagnosen? Das kann doch nicht sein!
Und wieder schrieb ein »Bayerl-Freund« am 6. März 1975 einen Brief. Hans A.K. Malzl aus Salzburg wandte sich direkt an den Bundesrat Leopold Wally:
»Sehr geehrter Herr Bundesrat!
In der Anlage sende ich Ihnen eine Bestätigung über meine erfolgte Krebsheilung durch Herrn Johann Bayerl, wie vor einiger Zeit mit Ihnen telefonisch besprochen.
Ich bin sehr befriedigt über den Umstand, daß Sie sich der Sache annehmen wollen. Sollte durch Ihre Bemühungen kein positives Ergebnis erreicht werden können, habe ich wenig Hoffnug auf eine weitere günstige Erledigung.

Das Verbot der Heilpraktiker ist irgendwie verständlich, wenn nach meiner Meinung auch völlig unzeitgemäß. Natürlich muß der Gesetzgeber verhindern, daß der Patient Scharlatanen in die Hände fällt. Nachdem aber auf vielen Gebieten die Schulmedizin in etlichen Bereichen Krankheiten nicht Herr wird, andererseits begnadete Heilpraktiker auf dem einen oder anderen Gebiet teilweise sehr erfolgreich sind, müßte doch der Gesetzgeber daran interessiert sein, daß diese erfolgreichen Heilpraktiker eine Möglichkeit erhalten, Patienten zu behandeln. Mit einigem guten Willen seitens der Ärztevertretung müßte es möglich sein, durch eine strenge Auslese und Prüfung nur wirklich qualifizierten und erfolgreichen Heilpraktikern die Genehmigung zu erteilen.

In anderen Ländern funktioniert dies ja schließlich auch. So könnte man einerseits Scharlatanen und Pfuschern auch weiterhin die Möglichkeit entziehen und damit ja auch den Patienten schützen, andererseits aber die positiven Kräfte dem Patienten zugänglich machen.

Es ist müßig zu betonen, daß das Recht des Kranken auf Erlangung seiner Gesundheit Vorrang haben muß vor Standesinteressen der Ärzteschaft. Bei dem ganzen Problemkreis geht es doch wohl primär um die Rechte des kranken Menschen und erst sekundär um die Rechte des für den kranken Menschen vorgesehen Arztes.

Welchen Bedrohungen und Gefahren Herr Johann Bayerl seitens des Gesetzgebers ausgesetzt ist, ist doch – gelinde gesagt – eine Kulturschande. Er, der so viele Menschen auf uneigennützigste Weise geheilt und ihnen damit geholfen hat, steht doch mit einem Fuß immer im Zuchthaus. Nach einer entsprechenden gesetzlichen Grundlage wäre es doch ein Leichtes, Herrn Bayerl z.B. bereits aufgegebene Krebsfälle in Kliniken unter ärztlicher Aufsicht und Überwachung anzuvertrauen. Und wenn er in einem entsprechenden Prozentsatz die Menschen heilen kann, dann haben eben er und seine Methode Recht und nicht die Schulmediziner, die

laut Dr. Dr. Johann Kuhl nicht mehr als 2% von Krebsheilungen nachweisen können, die über fünf Jahre hinaus gehen.
Ich selbst bin ein deutliches Beispiel der richtigen und erfolgreichen Behandlungsmethode eines Dr. Kuhl und eines Johann Bayerl.
Für Ihre gute Absicht möchte ich mich zunächst schon bedanken und Ihren Bemühungen zum Nutzen und Wohle vieler kranker Menschen vollen Erfolg wünschen.

Mit freundlichen Grüßen
hochachtungsvoll
Hans A. K. Malzl«

Wieder einmal mehr ein »Vorkämpfer aus eigener Erfahrung« für Johann Bayerl.

DER DIÄT- UND THERAPIEPLAN

Jetzt ist es wohl an der Zeit die Neufassung, ich möchte sagen die ausgereifte Formulierung der Bayerl-Therapie wiederzugeben. Diese betitelte Johann Bayerl selbst so: **Diät- und Therapieplan für Magen-, Darm- und Krebskranke und diejenigen, die für Krebs veranlagt sind.**
Untertitel: Wer sich daran hält, kann ohne Stahl und Strahl geheilt werden. Der Ausbruch des Krebses kann verhütet werden.
Nachstehend übernehme ich wortgetreu Bayerl:
»Der Mensch darf keinerlei enge Kleidung tragen. Enge Büstenhalter können zum Brustkrebs bei Frauen führen, wenn die Krebsgifte bereits im Blut vorhanden sind. Durch die engen Büstenhalter kommt es in den Brüsten zu Kreislaufstörungen des Blut-, Lymph- und Nervenkreislaufs sowie in den Milchdrüsen. Die Krebsgifte setzen sich dort ab und die Infektion zum Brustdrüsenkrebs wird gelegt. Dann erfolgt langsam die Brustkrebsbildung.
Enge Unter- und Oberhosen sowie Hosenriemen stören den normalen Verdauungsvorgang, wo es dann zur Verlangsamung der Verdauung kommt. Der Magen- und Darminhalt geht in Gärung, zum Teil auch in Verwesung, über, dadurch bilden sich schwere Gifte und Viren, die dann auch zum Krebs führen können. Die gesamten Bauchorgane brauchen Wärme. Daher müssen die Hosen bis zum Rippenbogen heraufreichen und weit sein, damit die Verdauung in keiner Weise behindert wird. Es sollen Hosenträger getragen werden.
Nikotin und Alkohol sind schwere Gifte, die unbedingt gemieden werden müssen, wenn der kranke Mensch gesunden will. Alkohol hat auf das Nervensystem eine lähmende Wirkung. Nikotin und dessen Schadstoffe sind schwere Gifte, die den Körper am laufenden Band vergiften, sodaß der kranke Mensch nicht gesunden kann; diese Gifte gelangen in der Lunge in den allgemeinen Blutkreislauf und vergiften somit den ganzen Körper. Es entstehen dadurch Kreislaufstörungen in Blut-, Lymph- und Nervenkreislauf. Kopfschmerzen, Bronchitis, Asthma, schwere Herzleiden und auch Herzinfarkt sind weitere Folgen. Das könnte alles vermieden werden, wenn der Mensch ein Nichtraucher wäre. Frauen, die rauchen und schwanger sind, führen dem werdenden Kind im Mutterleib über das Blut das Nikotin und dessen Schadstoffe zu, sodaß dieses Kind kränklich und schwächlich auf die Welt kommt und für alle Krankheiten anfällig ist.

Der Magen-, Darm- und Krebskranke darf nichts Kaltes trinken, weil jedes kalte Trinken den Körper unterkühlt und der Krankheit neuen Auftrieb zur weiteren Entwicklung gibt. Er darf keinerlei Süßigkeiten weder essen noch trinken, weil diese den gesamten Körper, Magen und Darm entsäuern, ein dickflüssiges und schlackenreiches Blut bilden, was zu Gefäßverkalkung, Kreislaufstörungen, Bluthochdruck, Schlaganfall und Herzinfarkt führt. Außerdem ist jede süße Nahrung die Lieblingsnahrung aller krankmachenden körperfremden Bakterien, die den Menschen schwer krank machen können.

Backpulver soll in der Küche nicht verwendet werden, statt dessen die Hefe. Obst, Kompotte, Marmeladen, Obstfrüchte sind Gärungsprodukte, die im Magen und Darm zu gären beginnen, die Magensäure wegnehmen, die Verdauung schwächen und sind die Lieblingsnahrung aller krankmachenden körperfremden Bakterien. Diese fühlen sich wohl, vermehren sich sehr stark und machen den Körper krank. Obst und alle Obstprodukte müssen also unbedingt gemieden werden. 1 - 2 Grapefruits und 1 Banane in der Woche sind erlaubt, ebenso Wasser-, jedoch keine Zuckermelonen. Tomaten sind auch erlaubt. Der Diabetiker darf keine Bananen essen.

Fleisch- und Fleischwaren sind Verwesungsprodukte, die der Magen-, Darm- und Krebskranke nicht essen darf, weil sie nicht mehr vollständig verdaut werden und zwischen den Schleimhautfalten liegen bleiben, in Verwesung übergehen und sich Verwesungsbakterien bilden, die schwere Gifte ausscheiden und für den Menschen tödlich wirken können.

Diese von den Verwesungsbakterien ausgeschiedenen Gifte werden von den Darmzotten aufgesaugt und in das Darmblut geleitet. Da das Darmblut giftig ist, kann die Leber auf die Dauer diese vielen Gifte nicht mehr abbauen, die dann in den allgemeinen Blutkreislauf gelangen und das Blut schwer vergiften; wenn es sich um Krebsgifte handelt, dann werden diese irgendwo auf eine geschwächte Zelle abgelagert, wo dann die Infektion zum Krebs gelegt wird. Es vergehen dann noch viele Jahre bis sich der Krebs bildet. Jeder Krebs hat in Magen und Darm seinen Ursprung und bildet sich durch die falsche Nahrung. Bei Krebs sind fast immer die Nieren in Mitleidenschaft gezogen, weil sie die schweren Blut- und Körpergifte nicht ausschwemmen können. Die Blutfiltration in den Nieren funktioniert nicht, daher müssen bei der Krebsheilung auch die Nieren mitbehandelt werden, damit sie wieder funktionsfähig werden. Die Blut- und Körpergifte müssen ausgeschieden und der Körper restlos entgiftet werden. Nur so kann die Krebsheilung erreicht werden.

Der Magen-, Darm- und Krebskranke darf sämtliche nichtgesüßten Milchspeisen, Mehlspeisen, Kartoffelspeisen, Teigwaren, Hülsenfrüchte, Eierspeisen, Reis, Grieß, Polenta (Maismehlgerichte), Schwammerl, Pilze, Sauerkraut, Gemüse und Salate aller Art sowie sämtliche Gewürze essen. Vom Käse sind nur Quark und quarkähnliche Käsesorten erlaubt. Schimmel und alle Hartkäsesorten sind verboten.

Jedes Essen soll gut mundgerecht gesalzen werden. 10 bis 15 Gramm Salz darf der Mensch ohne weiteres täglich zu sich nehmen. Je nachdem, was der Mensch ißt und wieviel der Mensch ißt! Wenn die Hülsenfrüchte blähen, dann ist erwiesen, daß diese zu wenig gesalzen sind, dann muß nachgesalzen werden. Die Darmgase dürfen nicht zurückgehalten werden. Diese müssen vom Darm ausgeschieden werden.

Bei den einzelnen Krebsarten sollen verschiedene Tees, jedoch alle einzeln getrunken werden.

Bei Magen-, Darm-, Bauchspeicheldrüsen- und Unterleibskrebs sollen folgende Tees getrunken werden:

	Früh:	**Mittag:**	**Abend:**
1. Tag:	Kamille	Brennessel	Enzianwurzel
2. Tag:	Goldrute	Schafgarbe	Hagebutte
3. Tag:	Angelikawurzel	Taubnessel	Kalmuswurzel
4. Tag:	Odermenning	Tausendgulden-kraut	Zinnkraut
5. Tag:	Wermut	Birkenblätter	Bärentraubblätter
6. Tag:	Kamille	Brennessel	Enzianwurzel
7. Tag:	Goldrute	Schafgarbe	Hagebutte

● Bei Kehlkopf- und Lungenkrebs:

	Früh:	Mittag:	Abend:
1. Tag:	Königskerze	Lungenkraut	Kamille
2. Tag:	Brennessel	Eibischwurzel	Enzianwurzel
3. Tag:	Hagebutte	Huflattich	Angelikawurzel
4. Tag:	Taubnessel	Spitzwegerich	Kalmuswurzel
5. Tag:	Odermenning	Königskerzenblüte	Tausendguldenkraut
6. Tag:	Zinnkraut	Lungenkraut	Wermut
7. Tag:	Birkenblätter	Eibischwurzel	Schafgarbe

● Bei Knochenkrebs:

	Früh:	Mittag:	Abend:
1. Tag:	Kamille	Brennessel	Schwarzwurz
2. Tag:	Enzianwurzel	Goldrute	Schwarzwurz
3. Tag:	Angelikawurzel	Hagebutte	Schwarzwurz
4. Tag:	Kalmuswurzel	Taubnessel	Schwarzwurz
5. Tag:	Tausendguldenkraut	Odermenning	Schwarzwurz
6. Tag:	Wermut	Zinnkraut	Schwarzwurz
7. Tag:	Kamille	Birkenblätter	Schwarzwurz

Bei Krebs muß auf die geringste harte und tastbare Stelle geachtet werden. Der Krebskranke braucht Ruhe und Wärme. Er muß liegen bleiben und Tag und Nacht wärmen. Jede Erschütterung bedeutet für den Krebs neue Nahrung zur Entwicklung. Bei Krebs wird der Leinsamenbrei-Umschlag dickflüssig zubereitet, damit er nicht mehr auseinanderfließen kann, auf die bloße Haut fingerdick und warm aufgestrichen und zwar weit über die harte Geschwulst hinaus, eine Plastikfolie darüber, dann ein Wolltuch darauf und ein elektrisches Heizkissen darüber. Tag und Nacht wärmen, bis die Geschwulst aufgelöst ist. Es darf nichts Tastbares übrig bleiben.

Da jeder Krebs, auch der Brustkrebs, im Magen und Darm seinen Ursprung hat, so muß auch der Bauch dauernd durchwärmt werden. Wenn im Bauch, auch bei Brustkrebs, harte Stellen tastbar sind, dann müssen diese Leinsamenbrei-Umschläge auch auf den ganzen Bauch gemacht werden.

Bei Knochenkrebs muß dieser Leinsamenbrei-Umschlag weit über den Krebs hinaus dauernd gemacht und gewärmt werden.

Bei Magen-, Darm-, Leber- und Bauchspeicheldrüsenkrebs, auch bei Unterleibskrebs, wird dieser Leinsamenbrei-Umschlag ebenfalls auf den ganzen Bauch bis über die Brustbeinspitze hinauf fingerdick aufgestrichen, eine Plastikfolie darüber, dann ein Wolltuch und darüber ein elektrisches Heizkissen, das Tag und Nacht darauf sein muß bis der Bauch vollkommen weich und keine harte Stelle mehr tastbar ist.

Bei Krebs sind gewöhnlich 2 bis 3 Mittel zum Einnehmen, die entgiftend auf den Körper wirken und mithelfen, den Krebs restlos zu besiegen.

● Bei Lungen- und Kehlkopfkrebs wird das Gastroca (alle jetzt angeführten Mittel sind jene von Johann Bayerl entwickelten Naturheilmittel!) um $6{,}30^h$, $9{,}30^h$, $12{,}30^h$, $15{,}30^h$, $18{,}30^h$ und $21{,}30^h$ mit 15 bis 20 Tropfen auf einen Eßlöffel Wasser eingenommen

Equisetum um 7^h, 9^h, 11^h, 13^h, 15^h, 17^h, 19^h und 21^h

Verbascum um 8^h, 10^h, 12^h, 14^h, 16^h, 18^h und 20^h mit 15 bis 20 Tropfen auf einen Eßlöffel Wasser.

● Bei Knochenkrebs:

Gastroca um 6.30^h, 9.30^h, 12.30^h, 15.30^h, 18.30^h und 21.30^h mit 15 bis 20 Tropfen auf einen Eßlöffel Wasser.

● Bei Magen-, Darm-, Leber-, Bauchspeicheldrüsenkrebs sowie Unterleibskrebs:

Gastroca um 6.30^h, 9.30^h, 12.30^h, 15.30^h, 18.30^h und 21.30^h mit 15 bis 20 Tropfen auf einen Eßlöffel Wasser.

Equisetum um 7^h, 9^h, 11^h, 13^h, 15^h, 17^h, 19^h und 21^h mit 15 bis 20 Tropfen auf einen Eßlöffel Wasser.

- Bei Leberkrebs zusätzlich
Taraxcum um 8^h, 10^h, 12^h, 14^h, 16^h, 18^h und 20^h mit 15 bis 20 Tropfen auf einen Eßlöffel Wasser.
- Bei Drüsenkrebs:
Gastroca um 6.30^h, 9.30^h, 12.30^h, 15.30^h, 18.30^h und 21.30^h mit 15 bis 20 Tropfen auf einen Eßlöffel Wasser.
Equisetum um 7^h, 9^h, 11^h, 13^h, 15^h, 17^h, 19^h und 21^h mit 15 bis 20 Tropfen auf einen Eßlöffel Wasser.
Calentula um 8^h, 10^h, 12^h, 14^h, 16^h, 18^h, 20^h und 22^h mit 15 bis 20 Tropfen auf einen Eßlöffel Wasser.

Bei Drüsenkrebs sind früh und mittags die gleichen Teesorten wie eingangs bei Magenkrebs erwähnt anzuwenden, jedoch ist abends statt der übrigen angeführten Teesorten Ringelblumentee anzuwenden.

Schließlich darf nicht unerwähnt bleiben, daß auch der Bienenhonig für die Magen-, Darm- und sonstigen Krebskranken schädlich ist, weil auch er zur Entsäuerung von Magen und Darm und des ganzen Körpers führt. Der süße Körper bietet den krankmachenden Bakterien Nahrung zur Entfaltung, was nicht sein darf. Der saure Körper schließt diese Bakterien im Verdauungsprozeß ein, die aufgelöst und ausgeschieden werden. Auch die verstopften Nierentrichterchen werden gesäubert und funktionsfähig gemacht. Heidelbeeren, Preiselbeeren, Holunderbeeren, Brombeeren und Johannisbeeren sowie deren ungesüßte Säfte und Gemüsesäfte, Karottensäfte und Rübensäfte, ungesüßt, sind erlaubt.«

Mit diesem »Therapieplan für Ihre Gesundheit« haben Sie, liebe Leser, erstmals eine Übersicht über das Schaffen eines Johann Bayerl. Nun weiß ich aber auch genau, daß ich mich spätestens jetzt persönlicher Angriffe werde aussetzen müssen. Denn dieses ist schon mehrfach geschehen, daß Heiler zu mir kamen und sagten:

»Sie schreiben immer wieder über Bayerl. Mit diesen Berichten stoßen Sie alle unsere Therapien über den Haufen. Wir verschreiben beispielsweise Obst, Bayerl aber sagt, dieses sei nur für das Tier bestimmt. Damit machen Sie nur alle unsere Patienten kopfscheu...!«

Erlauben Sie mir, an dieser Stelle diesen »Vorwürfen« zu antworten: Selbst bin ich kein Heiler und werde dies wohl auch nie sein. Seit nunmehr 25 Jahren arbeite ich als Journalist. Und in dieser Eigenschaft bin ich gewohnt, den Dingen auf den Grund zu gehen. Vor allem aber: Nicht an Erkenntnissen rütteln, die ein anderer erfolgreich bestätigte. Und Bayerl hat nun einmal Erfolge mit seiner Therapie. Davon konnte ich mich im Laufe all der Jahre, ehe ich mich an die Schreibmaschine setzte und dieses Buch schrieb, oft und oft überzeugen. Zu seinen nicht seltenen sensationellen Erfolgen gehört nun aber auch die »Verordnung«, kein Obst zu essen. Wenn man gerecht sein will, dann muß man diese Bayerl-Therapie auch anerkennen. Würde er sich den vielen anderen Gegenargumenten beugen, nun ja, dann wäre er nicht mehr der Bayerl, nicht mehr jener Mann, der Außergewöhnliches zu bieten hat. Schüsse gegen Bayerl gibt es viele. Selbst aus den eigenen Reihen der Heilpraktiker und Naturheiler. Hier spielt dann wohl – leider! – wieder einmal das Allzumenschliche eine nicht unwesentliche Rolle: der Neid! Der einzige, den all dies unberührt läßt, ist Bayerl selbst. Mögen andere reden, er handelt. Und mit einer – für mich! – bewundernswerten Konstitution. Wieviele wohl hätten nach all dem, was ein Bayerl bisher erfahren mußte, wohl schon aufgegeben?

Und so spricht Bayerl dann unbekümmert weiter:
»Wenn Körperorgane krank sind, dann müssen sie mehrere Stunden täglich gründlich durchgewärmt werden. Wenn der Mensch Kopfschmerzen hat, dann soll er den Kopf täglich einige Stunden lang mit trockenen, warmen Sandsäckchen gründlich durchwärmen. Bei Kreuzschmerzen, wenn die Wärme vertragen wird, ebenfalls warme Sandsäckchen auflegen. Hat man Rachenkatarrh, Asthma oder Bronchitis, dann muß man den Hals ständig sehr warm halten. Und auch hier wieder: Bei Asthma und Bronchitis muß sich der Kranke einige Stunden lang täglich auf warme Sandsäckchen drauflegen, diese auch auf die Brust geben und folgende Teemischung trinken: Königskerzenblüte, Lungenkraut, Eibischwurzeln, Huflattich, Spitzwegerich, Pfefferminze und Süßholz, Lindenblüten. Dieser Tee muß warm, jedoch ohne Zucker genossen werden. Mengenmäßig nach Belieben. Bei Magen- oder Darmleiden soll jeden Tag abwechselnd nachstehender Tee genossen werden, ebenfalls warm und ebenfalls ohne Zucker: Kamille, Enzianwurzel, Schafgarbe, Angelikawurzel, Kalmuswurzel bei Sodbrennen, Tausendguldenkraut bei Erbrechen, und bei Vergiftungen Wermut. Der Diabetiker soll zusätzlich noch den Kruzi-Flora-Tee trinken.

Wer an Hämorrhoiden, Aftervorfall oder Afterfistel leidet, der setze sich einige Stunden am Tag auf warme Sandsäckchen. Der Leber- und Gallenkranke sollte folgende Tees trinken; jeden Tag einen anderen und nur warm und ohne Zucker: Löwenzahnwurzel, Odermenning, Schöllkraut, Wegwarte, Ringelblume, Pfefferminze, Alantwurzel, Kamille. In manchen Fällen können diese Tees auch gemischt getrunken werden.

Der Leberkranke muß außerdem täglich mehrere Stunden lang feucht-warme Kamillen-Umschläge auf die Leber machen. Der Nierenkranke wie auch der Blasenkranke muß sich täglich mehrere Stunden auf warme Sandsäckchen legen und von diesen Tees – täglich einen anderen, warm, ungezuckert – einnehmen: Zinnkraut, Birkenblätter, Brennessel, Goldrute, Bärentraubenblätter, Berberitze, Hagebutte, Taubnessel, Odermenning.

Haut- und Venenentzündungen an den Beinen werden mit feucht-warmen Kamillen-Umschlägen und Ruhe behandelt.
Nerven- und Gelenksentzündungen, wo die Wärme gut vertragen wird, werden mit warmen und trockenen Sandsäckchen-Umschlägen behandelt. Dazu empfiehlt sich eine Mentholsalbe zum Einreiben, die man dreimal täglich anwendet.
Der Rheumatismus, der durch falsche Ernährung entsteht, kann im akuten Stadium sehr rasch geheilt werden. Das Obstessen, Kompotte, Marmeladen, Obstsäfte und Limonaden sind die Ursachen der Entstehung des Rheumatismus, der keine Ruhe und Wärme verträgt. Er kann mit einer guten Kampfersalbe, einem richtigen Naturheilmittel zum Einnehmen oder folgenden Tees geheilt werden: Birkenblätter, Sumpfborst, Brennessel und Goldrute. In diesem Fall darf nicht mit Wärme gearbeitet werden.
Drüsenkrankheiten müssen sehr warm, womöglich dauernd behandelt werden. Dazu gibt es sehr gute homöopathische Mittel zum Einnehmen und verschiedene Tees: Löwenzahnwurzel, Ringelblume, Mariendistel, Bärlapp, Benediktenkraut, Walnuß.« Vorangehend haben wir nun ein »Stück Bayerl« als ehemaliger Heilpraktiker erlebt, der sich mit den verschiedensten Krankheiten der Menschen beschäftigte. Heute arbeitet Bayerl ja nur mehr in Sachen Krebs!
Übrigens sollte noch zu den vorangegangenen Naturrezepten ergänzt werden: Wenn trockene, warme Sandsäckchen-Umschläge notwendig sind, dann wird dazu am besten feiner Schotter verwendet. Dieser wird ausgewaschen, um den Staub zu entfernen, dann in einem alten Topf am Herd erwärmt, in das Säckchen gefüllt und auf die erkrankte Stelle mehrere Stunden täglich aufgelegt.

JOHANN BAYERL AUS DER ANDEREN PERSPEKTIVE

Wenn man alle Druckzeilen, die über Johann Bayerl bereits geschrieben wurden, hintereinander auflegen würde, dann hätte man eine Autobahn rund um den Erdumfang. Mit Sicherheit kann gesagt werden, daß er der »meistbeschriebene Heiler« unserer Zeit ist. Aus diesem Grund möchte ich Ihnen, liebe Leser, nicht vorenthalten, was andere Kollegen über diesen Bayerl auszusagen hatten. Nehmen wir einen Bericht von Siegfried P. Eder in der österreichischen Tageszeitung »Volkszeitung für Kärnten und Osttirol«. Übrigens, auch dieser mein Kollege ist von Bayerl und seinen Fähigkeiten, den Menschen helfen zu können, überzeugt. Doch lassen wir Eder selbst sprechen, er schrieb am 16. November 1974:
»Viele, von Medizinern »aufgegebene« Menschen pilgern zu einem Mann, der alle Krankheiten aus der Iris der Augen ablesen kann: ›Wunderdoktor‹ ist die letzte Hoffnung. Und wenn es auch in unserer angeblich so nüchternen Zeit keine »Wunder« mehr geben darf: die Mär von sensationellen Wunderheilungen verbreitet sich wie ein Lauffeuer durch die Lande. Da wird beispielsweise ein Kranker, ein »hoffnungsloser Fall« von den Ärzten aufgegeben, abgeschrieben. Die Verzweiflung des Todgeweihten und seiner Angehörigen hängt wie ein drohendes Fallbeil im Raum: »Hilft denn gar nichts mehr, Herr Doktor, gibt es wirklich keine Rettung mehr?«
Wochen später ist der Kranke gesund. Von einem »Wunderheiler« kuriert. So stehen hinter dem »Heilkundigen« Bayerl Tausende Menschen, die auf ihn schwören. Und eifrige Mundpropaganda trägt die Kunde von geradezu phänomenalen Erfolgen bis ins kleinste Gebirgsdorf. Seine Patienten kommen aus allen Schichten: Vom einfachen Bergbauern bis zum »Intelligenzler« suchen sie alle Hilfe bei ihm.
Im Deutschland der dreißiger Jahre besuchte Bayerl eine Heilpraktikerschule und eignete sich die einschlägigen Kenntnisse an. Sein erstes Meisterstück demonstrierte Bayerl an sich selbst: »Ich habe als Kind einen schweren Unfall gehabt. Mein linkes Bein wuchs nicht mehr genug, es war schließlich um 14 cm kür-

zer als das rechte, das Hüftgelenk blieb steif. Da habe ich meine Kenntnisse an mir selbst ausprobiert. Heute ist das kranke Bein nur noch um 6 cm kürzer als das gesunde«, meint Bayerl ganz selbstverständlich.
Und wie die Jünger des Äskulap, die »studierten Mediziner«, beruft sich auch der Naturheiler Bayerl auf den großen Paracelsus, den Ahnherrn der modernen Medizin, der als »Eingeweihter« den Krankheiten und Gebrechen der Menschen mit den geheimnisvollen Kräften der Natur erfolgreich begegnete. Zur Diagnose bedient sich Bayerl der »Irisdiagnose«, einer bei der Schulmedizin umstrittenen Methode. Sie besagt, daß jede krankhafte Veränderung im Körper auch in der Iris des Auges ein bestimmtes Zeichen hinterläßt. Das kann manchmal eine Aufhellung, manchmal eine dunkle Stelle sein, hin und wieder auch eine Veränderung in der Farbe. Die meisten dieser Zeichen und Linien sind so winzig, daß man sie nur mit großer Vergrößerung erkennen kann.
Und die uralte, von der Schulmedizin abgelehnte »Augendiagnose« steht bei Bayerl hoch im Kurs. Mit einem »Iriskop« kann man aus der Iris des Auges alle Krankheiten ablesen, sagt er. Das »Iriskop«, das Instrument, mit dem Bayerl seine Diagnose stellt, hat Ähnlichkeit mit einem kleinen Mikroskop: es vergrößert die Iris auf das Zwölffache. Ein Blick genügt – und Bayerl weiß Bescheid...
Viele Patienten glauben oft zunächst an geheimnisvolle Kräfte des angesehenen Heilpraktikers, wenn er beispielsweise nach einem forschenden Blick in die Iris sagt:
»Sie haben sich vor Jahren den linke Arm gebrochen...!«
Doch mit okkulten und übernatürlichen Fähigkeiten hat diese Feststellung nichts zu tun. Der Irisdiagnostiker hat lediglich eine kleine Veränderung in der Iris seines Patienten richtig interpretiert...
Der »Medizinmann des Jahres 2000« hat großen Zulauf. Doch der »Run« zu Heilpraktikern ist mehr als eine Mode, eine scheinmystische Massenbewegung. Er ist ein sichtbares Zeichen der Verunsicherung des Menschen in einer übertechnisierten, von nüchterner Wissenschaft und allmächtiger Technik beherrschten Welt, der sich inmitten der medizinisch-technischen Perfektion, die ja für ihn geschaffen ist, nicht zurechtfindet. Das Phänomen – auf die leidende Kreatur angewendet – läßt sich vielleicht so erklären:
Der Ertrinkende klammert sich an jeden Strohhalm, der »Todkranke« verlangt nach dem »Wunderdoktor«, der das Unmögliche möglich machen soll, wenn die Schulmedizin »versagt«...
Aber erst das »Heilpraktiker-Wunderkind« Manfred Köhnlechner, Extopmanager bei Bertelsmann, machte mit seinen »machbaren Wundern« eine gewisse Skepsis an der Allmacht der Schulmedizin, die sich immer mehr als Run zu den medizinischen Außenseitern mausert, hoffähig, wenn der Erfolgreiche behaup-

ten kann: »Was sich bewährt hat, muß nicht bewiesen werden...!« Plötzlich fällt der Begriff »Suggestion«, ein Vorwurf, den sich gerade »Wunderheiler« immer wieder massiv gefallen lassen müssen.
Bayerl ohne Emotionen: »Schauen Sie, das liegt doch auf der Hand. Jeder gute Arzt, der Erfolg hat, arbeitet damit. Das ganze ist nichts anderes als das Vertrauen des Patienten, der daran glaubt, daß ihn der Arzt heilen kann, und der Wille des Arztes, der dem Kranken helfen will. Doch mit Suggestion allein hätte auch ich meine Praxis schon lange zusperren müssen...«
Doch im überfüllten Wartezimmer der Ärzte geschehen zu wenig »Wunder«. Der Hamburger Psychosomatiker Arthur Jores: »50 Prozent der Deutschen zwischen 25 und 50 glauben nicht mehr an ihren Arzt.«
Wer immer nur mit schmerzstillenden Tabletten und Rezepten abgespeist wird, der sucht einen Ausweg. Und nur, wer die Verzweiflung kennt, weiß, was die Todeskandidaten und »Unheilbaren« zu den Wunderheilern treibt.
Für die nüchterne Schulmedizin ist das Wunderwerk des menschlichen Organismus weniger ein Wunder, als ein Objekt sich ständig ins Uferlose fortpflanzender Forschung und Erkenntnisse: aber für jeden, der als »Unheilbarer« auf Krücken zum Kräuterdoktor wankt und nach sechs Wochen wieder spazieren gehen kann – für den gibt es Wunder... Und mögen die Wunderheiler auch manchmal kuriose Theorien haben: ihre Erfolge beginnen gerade oft dort, wo die Schulweisheit der gelernten Mediziner aufhört.
Professor Westphal vom Max-Planck-Institut für Immunbiologie in Freiburg versucht eine Brücke zu schlagen, wenn er sagt: »Mir ist ebenso wohlbekannt, daß die sogenannten Fachleute sehr oft den Fehler machen, alte Erfahrungen aus der Naturheilkunde zu vergessen oder gar zu mißachten und ebenso wie es sogenannte Naturheilkundige gibt, welche sich gelegentlich gegen erwiesene Ergebnisse der modernen Wissenschaft ablehnend verhalten. Beide Tendenzen sind sicherlich ungut...«
Am Beispiel des »alten Zeileis« aus dem oberösterreichischen Gallspach etwa kann man sehen, wie auch die Schulmedizin in ihren oft eng gesteckten Grenzen im Kreise gehen kann: So machte man beispielsweise dem »Wunderheiler« Valentin Zeileis den Prozeß wegen seiner Elektrotherapie. Heute gehören Zeileis' Erkenntnisse zum festen Bestandteil »moderner« Medizin. Und konnte man dem alten Zeileis noch bequem einen Prozeß wegen »Kurpfuscherei« machen, kommt die Ärztekammer gegen Fritz Zeileis, den Sohn des »Kurpfuschers« nicht an, weil er Akademiker ist und im Prinzip mit denselben Mitteln und Methoden heilt wie sein Vater. Ähnlicher Methoden bedient sich auch der berühmte Athener Arzt Michael Spanos mit seiner »Elektrophysiotherapie«.
Mit der Wiener Ärztekammer steht Johann Bayerl aus begriflichen Gründen auf

Kriegsfuß. Aber nichtsdestoweniger gibt es anerkannte Kapazitäten, wie den Doyen der österreichischen medizinischen Schule, Universitätsprofessor Karl Fellinger, denen mehr der zu heilende Mensch als veraltete Paragraphen von Bedeutung sind.
• Bayerl über ein Gespräch mit Prof. Fellinger:
»Auch Professor Fellinger ist der Ansicht, daß das derzeit in Österreich geltende Gesetz geändert werden müßte, damit die Heilpraktiker behandeln dürfen. Darüber hinaus sagte er mir, daß ich mit dem ausdrücklichen Einverständnis oder Verlangen des Patienten die Behandlung unter der Aufsicht eines Arztes übernehmen könnte.«
Auch Professor Fellingers weitere Ausführungen könnten richtungsweisend sein und die starren Fronten aufweichen:
»Wir sind zu einer Zusammenarbeit bereit. Und ich bestreite es gar nicht, daß es irgendwo gelegentlich Naturtalente gibt, die so veranlagt sind, so wie es beispielsweise einen gottbegnadeten Musiker gibt . . .«
• Johann Bayerl ist als »Krebsheiler« mit den »begnadeten« Augen bekannt. Rudolf Brezina, ein Ingenieur aus Wien, erzählt: »Ich war schon am Ende. Die Ärzte haben nur noch die Achseln gezuckt und mir höchstens noch drei Monate gegeben. Bayerl war meine letzte Hoffnung. Heute bin ich wieder gesund . . .!«
• Auch Anna Mattausch aus Lettenreuth in Oberfranken kann es bezeugen:
»Mir wurden durch eine Operation beide Brüste abgenommen, weil sich auf beiden Seiten Knoten gebildet hatten. Der Befund lautete auf Krebs. Durch Zufall erfuhr ich vom »Krebsheiler« Bayerl, der ein Mittel gegen Krebs haben soll. Ich fuhr sofort zu ihm in Behandlung, bekam Tropfen und einen Diätplan, den ich eisern befolgte. Die Knoten sind jetzt weg, ohne Operation, ohne Bestrahlung, nur durch seine Hilfe . . .«
Bayerl ist zuversichtlich, daß seine Heilmethoden nicht für alle Zeiten mit dem schulmedizinischen Bannfluch gezeichnet sein werden. Gibt es doch gerade in der modernen Medizin – eigenartigerweise bedingt durch ihren geradezu phänomenalen Fortschritt in den letzten Jahrzehnten – manchmal ein heilsames Umdenken, eine, wenn auch verschämte Rückkehr zu den Quellen: Denn was beispielsweise Krankenheiler und Kräutersammler wie der »Höllerhansl« und die »Kräuternanni« für geheimnisvolle Mittel und Mittelchen, die sie von den Altvorderen ererbt haben, verwenden, ist bei weitem nicht nur Hokuspokus.
Für Paracelsus verbarg sich das Wirken Gottes in jeder Naturerscheinung. Infolge kosmischer Wechselbeziehungen aller Naturkörper, so meinte er, zeigt ihre äußere Erscheinung die Signatur ihrer Wirksamkeit an. Kopfähnliche Pflanzen wie Mohn, Walnuß u. a. wurden gegen Kopfleiden empfohlen. Herzförmiges Herzkraut gegen Herzleiden, gelbes Schöllkraut beispielsweise und gelber Safran

gegen Gelbsucht, die Stacheln und Disteln gegen stechende Schmerzen und so weiter. Die Vorstellung von der Heilkraft verschiedener Kräuter ging in früheren Zeiten zumeist auf Aberglauben zurück. Astrologie, der Stand des Mondes, mystische Zahlenbezeichnungen oder gar nur zufällige Ähnlichkeit eines Krautes, deren Frucht oder Wurzel mit einem Körperteil oder einem Organ waren die Ursache dafür, daß manche Pflanzen überhaupt in den Ruf der Heilkraft gelangten. So gibt etwa die moderne Bioklimatologie dem alten Kräuterdoktor recht, der nur in mondhellen Nächten seine Kräuter pflückte. Und seit der Entdeckung des Penicillins durch Sir Alexander Fleming ist der uralte Brauch, Spinnweben auf offene Wunden zu legen, von der modernen Wissenschaft rehabilitiert worden, stellte es sich doch heraus, daß der Penicillium-Pilz gerade auf Spinnweben mit Vorliebe nistet...
Spinnt man nun diese Gedanken fort, so könnten weitere »Wunder« und Praktiken von gestern schon morgen eine »vernünftige« Erklärung finden. Und es ist müßig darauf hinzuweisen, was für Verfolgungen und Drangsalierungen selbst prominente Forscher und Wissenschaftler, die heutzutage als »Schutzheilige« der Medizin verehrt werden, über sich ergehen lassen mußten, weil ihr Wissen einfach nicht in das Schema der gerade gängigen Lehren der Medizin paßten.
Der uneingeschränkte Monopolglaube der Wissenschaft ist in vielen Fällen nicht angebracht, und eine wissenschaftliche Überprüfung der Methoden jener Wunderheiler, die nicht von vornherein Schwindler sind, müßte für eine Wissenschaft, die für den Menschen und nicht nur für sich selbst da ist, eigentlich eine Selbstverständlichkeit sein.
Und Bayerl, über dessen medizinische Kenntnisse auch »Fachleute« staunen müssen, führt dazu ein aktuelles Beispiel an: »Auch die Akupunktur, die vom wesentlichen Standpunkt aus kaum faßbar ist, wurde noch vor einigen Jahren ganz unkritisch als östliche Scharlatanerie verteufelt, findet aber jetzt immer mehr Eingang in die Hörsäle der Universitäten und in die Operationssäle angesehener Kliniken...«
Es gibt, liebe Leser dieses Buches, eine Reihe von Journalisten, die einem Bayerl positiv gegenüber stehen. Alle diese Kollegen führen seit Jahren einen vergeblichen Kampf um die endliche Anerkennung des Salzburger Naturheilkundigen. (Da spreche mir dann noch einer von der »Macht« der Presse. Anm. d. Verf.) Immerhin – all diese Berichterstattungen haben bisher Tausenden das Leben, die Gesundheit gerettet. Man kann demnach von einem Erfolg in jedem Fall sprechen.
Am 24. 9. 1978 schrieb H.S. aus Bischofsheim:
»Sehr geehrter Herr Bayerl!
Seit Jahren verfolge ich Ihre Artikel in der deutschen Presse und hatte bereits

schon einmal den Entschluß gefaßt, zu Ihnen zu kommen, was mir aber dann nicht gelang.
Selbst bin ich Leukämie-Patient und leider, leider so gut wie weltbekannt. War 3 1/2 Jahre stationär in der Klinik und überlebte rund 1/2 Million Leukozyten. 22 Betten auf der Station. Monatsschnitt: 15 Tote! Das besagt doch alles. Die armen Patienten sind vornehmlich an Therapien wie Zytostatika, Bestrahlungen oder Milzektomie gestorben....
... Hätte gern Gastroca (das »Bayerl-Mittel«, Anm.d.Verf.) an mir selbst therapiert. Kann zu jeder Zeit in drei verschiedenen Labors in der Uni-Klinik ein Blutbild machen lassen um die Reaktion zu kontrollieren. Sollte ein positiver therapeutischer Effekt zu erzielen sein, so würden mit Sicherheit etliche Kliniken und namhafte Krebsexperten Ihr Gastroca einsetzen, denn ich stehe ständig in Kontakt mit den Kapazitäten von Houston in Texas bis nach Rußland.
Soweit ich verstanden habe, Herr Bayerl, hat es Ihnen bisher an Patienten gefehlt, die Ihr Gastroca anwenden und dies auch klinisch kontrollieren können. Falls dies zutrifft, so kann ich Ihnen nur sagen: Hier ist dieser Patient!
Sie können von mir laufend einen Original-Laborbefund einer Uni-Klinik haben, inwieweit sich die Labordaten durch Ihre Therapie verändern. Per Computer oder auch per Hand erstellte Laborbefunde biete ich Ihnen an, ganz nach Ihrer Wahl oder beides. Ohne Zweifel wird sich durch Ihre Therapie ein Einfluß auf die Leukozytenwerte, Hb, Erythrozyten, Reti's, LDH, Thrombozyten etc. feststellen lassen und späterhin auch bei der Sternalpunktion...
Es würde mich freuen, sehr bald etwas von Ihnen zu hören und verbleibe, als dankbarer Patinent
Ihr H.S.«
Wiederum nur ein Brief aus dem Postberg Bayerls herausgegriffen. Und dazu möchte ich einen persönlichen Kommentar geben:
Johann Bayerl hat in unzähligen Fällen bewiesen, daß seine Therapie erfolgreich ist. Zu Beginn dieser Dokumentation, also ehe ich mich an die Schreibmaschine setzte, habe ich aus dem Archiv Bayerls wahllos Briefe, klinische Bestätigungen, Diagnosen vor und nach einer Behandlung durch den Naturheiler herausgegriffen. Und ich muß sagen, daß mich oft und oft eine »Gänsehaut« überlief. All das Geschriebene war und ist der einwandfreie Beweis, daß Johann Bayerl auf dem rechten Weg in der Bekämpfung des Krebses ist. Aber – er wird nicht anerkannt! Nicht von der Schulmedizin!
Keine Gelegenheit ließ ich aus, mit einem Arzt über das Thema Bayerl zu sprechen. Mit Erstaunen stellte ich dann auch immer wieder fest, daß der Name des Salzburgers allerorts bestens bekannt war. »Man hatte von Bayerl gehört«, aber man hört und hört nicht auf ihn.

»Dieser Mann hat ja nicht studiert,« heißt es dann immer wieder. »Also, was soll er von Medizin verstehen können?«
Nun, vor Jahren schon nannte ich Bayerl einmal »ein blindes Huhn, das ein Korn gefunden « hatte. Wäre es da nicht verdammte Pflicht und Schuldigkeit der Medizin, sich im Interesse unserer Gesundheit, dieses Mannes und seiner Therapien anzunehmen?
Heute spricht man in vielen europäischen Ländern viel und gern über die Probleme der Gesundheits-Vorsorge. Spendenaktionen werden veranstaltet und nicht selten wird so getan, als habe man »diese Sache« eben erst erfunden. Zitieren wir nur aus dem jedermann empfehlenswerten Werk »Naturmedizin in Lebensbildern« von Friedrich Asbeck:
»Wegen der beiden Probleme Gesundheits-Vorsorge und Ganzheitsmedizin hat sich Professor Dr.med.Karl Kötschau (geb. 1892) besonders verdient gemacht. Bereits 1935 hat er einen Lehrstuhl für Gesundheits-Vorsorge im Kultus-Ministerium in Berlin beantragt. Er erhielt nie eine Antwort. Öffentlich ausgesprochen hat er 1937 seine ersten Gedanken über Gesundheitsvorsorge. 1941 berichtete Kötschau über seine ausgebreiteten Vorschläge zur Einrichtung von Vorsorgeinstituten in Werkbetrieben. Hier sollten neben die theoretischen Beratungen vor allem Übungen in der freien Natur treten.
Zur Vorbeugung der Krebskrankheit schrieb Kötschau unter anderem das Folgende:
...Es kommt nicht darauf an, alle karzinogenen Einwirkungen unmöglich zu machen, sondern nur darauf, möglichst viele Krebsfaktoren zu meiden. Denn es ist ja nicht so, daß man gar nichts tun könne, um gefahrendrohenden Einwirkungen zu entgehen. Zumindest kann man seine Ernährung so gestalten, daß karzinogene Stoffe in hohem Umfange ausgeschaltet werden. Dazu gehört nichts weiter, als sich zur Vollwertnahrung zu bekennen . . .«
Ein Krebs entsteht erst dann, wenn die Summe aller krebserzeugenden Faktoren einen bestimmten Schwellenwert erreicht hat. Ob dies in wenigen Monaten oder Jahren geschieht, ist ohne Bedeutung... Es ergibt sich eine einzigartige Chance, die Krebsentstehung erheblich hinauszuschieben, nämlich, indem man die Zahl der krebserzeugenden Einwirkungen so verringert, daß der zur Erreichung des Schwellenwertes notwendige Betrag niemals oder doch erst in einem Alter erreicht wird, das der Mensch durchschnittlich nicht mehr erlebt. Es ist also nicht erforderlich, alle Krebsnoxen zu meiden, sondern nur, ihre Zahl zu reduzieren. Jede 10%, die wir ausschalten, erhöhen die Aussicht, den Krebs um einen ähnlichen Betrag hinauszuschieben. Gelingt es uns, auch nur 50% (als Beispiel) all der Krebsnoxen auszuschalten, die bisher den Krebs durchschnittlich zwischen 50 und 60 Jahren entstehen ließen, so haben wir Aussicht, ihn erst zwischen 75 und

90 Jahren zu erwarten. Mag diese Aufrechnung noch zahlreiche Wenn und Aber haben, so ändert sich an der grundsätzlichen Bedeutung der Tatsache nichts, daß es durch Einschränkung der Krebsnoxen gelingt, den Krebs in ein späteres Alter zu verschieben. Das ist insofern von größter Bedeutung, als der Krebs zunehmend in jüngeren Jahren auftritt, so daß man heute bereits zu der Erkenntnis gekommen ist: Der Krebs ist keine Alterskrankheit. Gleichzeitig geht aus dieser Feststellung hervor, daß die Zahl der Krebsnoxen dauernd zunimmt... Es gehört nicht viel dazu, Kindern eine solche Menge krebserzeugender Stoffe zuzuführen, daß der Schwellenwert der Krebsentstehung rasch erreicht werden kann, wenn man die Unsumme von Chemie ins Auge faßt, die heute ein Kind leicht allein in seiner täglichen Nahrung zu sich nehmen kann.

Bei der höchst mangelhaften Aufklärung darf es nicht Wunder nehmen, daß die Eltern kein Arg tragen, ihre Kinder mit Nahrungsmitteln zu verwöhnen, die äußerlich verlockend aussehen und als krebserzeugend nicht erkannt sind, für sich allein oft gar keinen Krebs hervorrufen, wohl aber in der geschilderten Summierung ihren unheilvollen Einfluß ausüben.« (Ich spreche davon, wie die unwissenden Eltern bei einer entsprechenden Warnung immer antworten: »Das kann er aber gut vertragen, er hat nie Beschwerden danach gehabt!«) »Man braucht nur die Masse chemisch bearbeiteter und häufig gefärbter Süßigkeiten ins Auge fassen, um zu erkennen, wie leicht es ist, eine frühzeitige Häufung krebserzeugender Stoffe herbeizuführen.

Die chemischen Stoffe, die in den Nahrungsmitteln verarbeitet werden, tragen oft einen ganz harmlosen Namen, der ihre gefährliche Natur vollständig verbirgt, so etwa wie Farben Kirschrot, Mandelgelb, Schokoladenbraun, Buttergelb, Erdbeerrot, oder Haushaltungsmittel wie die Einmachhilfen, Butter-Aroma, Butter-Vanillearoma, Kokosnuß-Aroma, Saccharin, die die Mund und Darmflora schädigen. Die Farben finden sich in zahlreichen Limonaden, Likören, Zuckerwaren, Fischereierzeugnissen, Teigwaren, Konserven, Marmeladen und kosmetischen Erzeugnissen...Solange dieser unerfreuliche Zustand nicht durch eine grundsätzliche andere Einstellung zu den ernsten Fragen einer echten Gesundheitsführung beendet wird (Es gibt zwar eine Reihe von Verboten bezüglich der Zusätze zu Nahrungsmitteln, aber die reichen bei weitem nicht aus oder sie sind leicht zu umgehen, was natürlich öfter ausgenutzt wird. Anm.d.Verf.), bleibt nichts anderes übrig, als durch eine umfassende Aufklärung dafür zu sorgen, daß jeder Vater und jede Mutter, denen die Gesundheit ihrer Kinder und ihre eigene am Herzen liegt, sich mit den Grundsätzen der Gesundheitsvorsorge vertraut machen.«

Ein Teil der von Kötschau erwähnten Vollwertnahrung ist die Rohkost. Hören wir hierzu seine Ansicht:

»Die Bedeutung der Rohkost für die Gesundheit ist unumstritten; die Rohkost ist der lebendige Anteil unserer Kost. Darin liegt keine Geringschätzung der gekochten Kost, wohl aber eine Unterscheidung zugunsten des roh-lebendigen Anteils. In dem Zwang zur Übung (sie ist nämlich eine Übungskost) und Anpassung liegt der besondere Wert der Rohkost, die man übrigens durch feinste Zubereitung so variieren kann, daß sie auch dem Magenkranken bekommt. Selbstverständlich ist die Rohkost nur ein Teil der täglichen Nahrung, aber ein qualitativ sehr bedeutsamer. Ihr Hauptwert liegt in folgendem: Rohkost zwingt den Organismus, alle Verdauungsorgane und -funktionen optimal zum Einsatz zu bringen, und sie stellt gleichzeitig den entwicklungsbiologischen Reiz dar, der imstande ist, alle mit der Ernährung zusammenhängenden Organe und Funktionen optimal zu entwickeln. Dies kann keine Schonkost und auch sonst keine der heute üblichen Ernährungsformen wohl aber die Rohkost als optimale Übungskost, besonders, wenn wir dazu noch das Vollkorn nehmen... Durch Schonung entsteht keine Kraft, wohl aber durch Übung. Übrigens entsteht auch durch Kalorien keine Kraft, wohl aber Fettansatz. So wenig Fettansatz Kraft gibt, so wenig machen Kalorien kräftig. Wenn der Körper mit den zugeführten Kalorien nichts anzufangen weiß, nützt die Kalorienzufuhr gar nichts. Zuckerkranke, Basedowiker, Tuberkulöse, Krebskranke können Kalorien in großen Mengen zu sich nehmen, ohne an Körpergewicht zuzunehmen und ohne den geringsten Kraftgewinn zu verzeichnen. Entscheidend ist, ob die Nahrung vollwertig ist, ob sie Übungswert besitzt, ob ihre Qualität eine solche ist, daß sie Gesundheits- und Heilwert besitzt. Das ist es, worauf es sehr entscheidend ankommt, nicht aber nur zu ernähren!«
Nun noch zwei vielsagende Aussprüche Kötschaus:

»Auch der kranke Mensch ist nicht aus dieser Naturganzheit herauslösbar. Die biologische Medizin sieht in der Krankheit ein Naturgeschehen, das nicht durch künstliche Zergliederung vom Ganzen abgetrennt werden darf. Die Zahl der Zivilisationsschäden ist Legion. Sie alle aufzählen zu wollen, würde ganze Bände füllen, ganz abgesehen davon, daß ihre genaue Erforschung noch aussteht.«
Anmerkung von Prof. K. Kötschau:

»Da bei einigen Lesern obiger Darstellung der Eindruck entstehen könnte, ich sei eine Art Krebsarzt (der Ausdruck als solcher ist, von der Naturheilmedizin her betrachtet, ohnehin nicht glücklich), möchte ich meinerseits einige Zeilen hinzufügen.

Ich habe nur ganz selten und stets nur am Rande über Krebs geschrieben.
Alle meine Arbeiten beziehen sich auf Vorsorge und Frühtherapie, nicht auf Spättherapie. Es entspricht allerdings meiner Überzeugung, daß man nur durch geeignete Vorsorge und Frühtherapie das Krebsproblem einigermaßen in den

Griff bekommt. Insofern stehen die aus meinen früheren Schriften herangezogenen Zitate zu recht da.

Seit August 1975 habe ich in »Der Naturarzt« laufend Wesentliches über die Probleme publiziert, die mich ein ganzes Leben über beschäftigt haben.

Ich hoffe, in absehbarer Zeit in einem Sammelband meinen Beitrag zu Wesen und Verständnis einer natur-und menschengemäßen Medizin der Öffentlichkeit vorlegen zu können.

Schloßberg bei Rosenheim, im November 1977

K.Kötschau«

Das Lebenswerk eines Prof.Dr. Kötschau kann man nur vollinhaltlich unterschreiben. Doch – sein Schicksal ähnelt in gewisser Beziehung dem eines Bayerl. Denn auch Kötschau rief bereits 1935 (!) vergebens nach einer Gesundheits-Vorsorge. Auf sein diesbezügliches Schreiben erhielt er nie Antwort. Mit Recht fragt sich nun der Laie: Sollten nicht eigentlich wir im Vordergrund der Medizin stehen? Wir und unsere Gesundheit? Weshalb gibt es immer wieder diese Differenzen auf einem Gebiet, daß mit absoluter Bestimmtheit der Allgemeinheit gehört?

Eingangs dieser Dokumentation habe ich die Geschichte um Johann Bayerl einmal eine »Krimi-Story« genannt. Je tiefer man in das Leben und Werk dieses Mannes vordringt, desto mehr festigt sich diese Ansicht. Lassen wir noch einmal den Journalisten Siegfried P. Eder aus einem seiner Berichte über Bayerl sprechen, um diese Dokumentation noch mehr abzurunden. In einem Telefongespräch mit mir meinte Eder: »Es ist die Pflicht und Schuldigkeit jedes ernsten Journalisten, für Bayerl zu kämpfen. Vor allem dafür, daß man endlich einmal auf ihn hört, sich mit ihm und seiner Therapie auseinandersetzt. Auch dann, wenn alle Forschungsergebnisse Bayerls nichts wert sein sollten. Aber dann hat man wenigstens diesen Beweis...!«

Lesen wir noch einmal aus der Feder dieses Journalisten:

»Johann Bayerl ist kein Zauberlehrling, der mit gefährlichen Substanzen an seinen Patienten herumdoktert. Im Gegenteil: Es ist ein erbitterter Gegner der chemischen Vergiftung durch ein Überangebot an Medikamenten. Er ist der Ansicht, daß mit Stahl und Strahl der Menschheitsgeißel Krebs nicht beizukommen ist.

Die moderne Schulmedizin hat trotz intensivster Forschung und Milliardenbeträgen bis heute keine schlüssige Antwort auf die brisante Frage nach der Entstehung des Krebses zur Hand. Bayerl aber ist es während der letzten vierzig Jahren gelungen, natürliche Substanzen zu finden und Diäten zu entwickeln die der Geißel Krebs auch noch im fortgeschrittenen Stadium Einhalt gebieten können.

So ist der »Heilpraktiker« Johann Bayerl aus Salzburg-Liefering für seine ungezählten Patienten ihr »Wunderdoktor«. Und für viele Menschen ist das kleine

Wartezimmer in dem einfachen Häuschen an der Münchener Bundesstraße die Ordination zur letzten Hoffnung.
Und auch wenn es in unserer angeblich so nüchternen Zeit keine »Wunder« mehr geben darf: Die Mär von sensationellen Wunderheilungen breitet sich immer wieder wie ein Lauffeuer durch die Lande aus. Da wird beispielsweise ein Kranker, ein »hoffnungsloser Fall«, von den Ärzten aufgegeben, abgeschrieben. Die Verzweiflung des Todgeweihten und seiner Angehörigen steht im Raum: »Hilft denn gar nichts mehr, Herr Doktor, gibt es wirklich keine Rettung mehr?« Wochen später ist der Kranke gesund. Von einem »Wunderheiler« kuriert. Ist das alles mit rechten Dingen zugegangen? Doch auch offensichtliche Erfolge der nichtmedizinischen Außenseiter tragen keineswegs zu einer friedfertigen Koexistenz zwischen etablierter Schulmedizin und »freihändiger, mehr oder weniger okkulter Heilpraktiker« (Zitat aus Der Spiegel) bei. Im Gegenteil! Auch wenn in Deutschland nachgewiesenermaßen mehr als die Hälfte aller Schulmediziner wenigstens gelegentlich aus dem schier unerschöpflichen Repertoire etwa der »Homöopathie«, »Akupunktur«, »Chiropraxis« oder »Neuraltherapie« ihre Diagnose und Therapie schöpfen.
In Österreich jedenfalls ist seit Maria Theresia im Gegensatz zu Deutschland schon allein die Bezeichnung »Heilpraktiker« verpönt, und schon mancher Heilkundige fiel als »Kurpfuscher« längst veralteten Paragraphen zum Opfer. Für die zumeist sehr selbstbewußte Standesvertretung der österreichischen Ärzteschaft jedenfalls gibt es nur ein einziges, seligmachendes Medizinmonopol, nämlich das der Schulmedizin:
»Wenn die Heilpraktiker tatsächlich zugelassen werden, bedeutet das für die Medizin einen Rückschritt in das Mittelalter und ein Bekenntnis zur Quacksalberei!«
Aber erst Heilpraktiker-»Papst« Dr. Manfred Köhnlechner, Ex-Topmanager bei Bertelsmann, machte mit seinem Buch »Machbare Wunder« eine gewisse Skepsis an der Allmacht der Schulmedizin, die sich immer mehr zu einem Run zu den medizinischen Außenseitern mausert, hoffähig, als er nach phänomenalen Erfolgen verkünden konnte: »Was sich bewährt hat, muß nicht bewiesen werden!«
Auch hinter dem »Heilkundigen« Johann Bayerl stehen tausende Menschen, die auf ihn schwören. Unheilbare, die bei ihm Heilung fanden, kranke Menschen, die er beispielsweise von der Psoriasis heilte, für die die Schulmedizin keine Hilfe anbieten kann. Eifrige Mundpropaganda trägt die Kunde von geradezu phänomenalen Erfolgen bis ins kleinste Gebirgsdorf. Und seine Patienten kommen aus allen Schichten: Vom einfachen Bergbauer bis zum Akademiker suchen sie alle Hilfe bei ihm.
Im Deutschland der Dreißigerjahre besuchte Bayerl eine Heilpraktikerschule

und eignete sich die einschlägigen Kenntnisse an. Und wie die Jünger des Äskulap, die »g'studierten Mediziner«, beruft sich auch der Naturheiler Bayerl auf den großen Paracelsus, den Ahnherrn der modernen Medizin, der als »Eingeweihter« den Krankheiten und Gebrechen der Menschheit mit den geheimnisvollen Kräften der Natur erfolgreich begegnete.

Zur Diagnose bedient sich Bayerl der »Irisdiagnose«, einer bei der Schulmedizin bislang umstrittenen Methode. Sie besagt, daß jede krankhafte Veränderung im Körper auch in der Iris des Auges ein bestimmtes Zeichen hinterläßt. Das kann manchmal eine Aufhellung, manchmal eine dunkle Stelle sein, hin und wieder auch eine Veränderung in der Farbe. Die meisten dieser Zeichen sind so winzig, daß man sie nur mit großer Vergrößerung erkennen kann.

Viele Patienten glauben zunächst an geheimnisvolle Kräfte des Heilpraktikers, wenn er nach einem forschenden Blick in die Iris sagt: »Sie haben sich vor Jahren den linken Arm gebrochen...!« Doch mit übernatürlichen Fähigkeiten hat diese Feststellung nichts zu tun. Der Irisdiagnostiker hat lediglich eine kleine Veränderung in der Iris seines Patienten richtig interpretiert...

Das »Iriskop«, das Instrument, mit dem Bayerl seine Diagnose stellt, hat Ähnlichkeit mit einem kleinen Mikroskop: es verändert die Iris auf das Zwölffache. Ein aufmerksamer Blick genügt – und Bayerl weiß Bescheid.

Der »Medizinmann des Jahres 2000« hat großen Zulauf. Doch der »Run« zu Heilpraktikern und Wunderdoktoren ist mehr als eine Mode, eine scheinmystische Massenbewegung. Er ist ein sichtbares Zeichen der Verunsicherung des Menschen in einer übertechnisierten, von nüchterner Wissenschaft und allmächtiger Technik beherrschten Welt, der sich vor allem als leidende Kreatur inmitten der medizinisch-technischen Perfektion, die ja für ihn geschaffen ist, nicht mehr zurechtfindet. Das Phänomen, auf die leidende Kreatur angewendet, läßt sich vielleicht am besten so erklären: Der Ertrinkende klammert sich an den Strohhalm, der »Todkranke« verlangt nach dem »Wunderdoktor«, der das Unmögliche machen soll, wenn Stahl und Strahl und das ganze Wunderwerk der modernen Schulmedizin »versagt« haben.

Doch der Glaube an »machbare Wunder«, die sich außerhalb der Kliniken ereignen, hat auch in unseren angeblich so nüchternen Zeiten seine fanatischen Anhänger. Und Vertreter der Medizin, die allein in den letzten Jahrzehnten an wirkliche Wunder grenzende Fortschritt gemacht hat, sprechen immer wieder nicht ganz zu Unrecht von einem bedauerlichen Rückfall in ein atavistisches Medizinmann- und Schamanendenken, wenn die Rede auf die Heilpraktiker, Astro-Mediziner, Magnetiseure und andere »Wundermänner« kommt.

Doch die Halbgötter in Weiß dürfen nicht vergessen, daß das Magische im Arzt und im Heiler aus der selben Wurzel kommt! Und auch in der modernen Schulmedizin finden sich noch genug Spurenelemente des Schamanentums, wenn etwa der Chefarzt als »Halbgott in Weiß« seinem von jahrtausendalten Urängsten geplagten Patienten als moderner »Medizinmann« gegenübertritt. Im weißen Arztmantel, hinter klingenden Titeln verschanzt, zelebriert er seinen tabusierten Ritus bei der täglichen Visite und demonstriert so seine uneingeschränkte Macht über die »Nichteingeweihten« in Kliniken und überfüllten Wartezimmern, einer unleserlichen »Doktorschrift« und einem an uralte magisch-rituelle Gebräuche erinnernden Gehabe.

Plötzlich fällt der Begriff »Suggestion«, ein Vorwurf, den sich gerade »Wunderheiler« immer wieder massiv gefallen lassen müssen. Bayerl: »Schauen Sie, das liegt doch auf der Hand. Jeder gute Arzt, der Erfolg hat, arbeitet damit. Das ganze ist nichts anderes als das Vertrauen des Patienten, der daran glaubt, daß ihn der Arzt heilen kann, und der Wille des Arztes, der dem Kranken helfen will. Aber mit Suggestion allein hätte auch ich meine Praxis schon lange zusperren müssen...!«

Doch im überfüllten Wartezimmer der Ärzte geschehen zu wenig »Wunder«. Und nur, wer die Verzweiflung kennt, weiß, was die Todkranken und Verzweifelten zu den »Wunderheilern« - wie Johann Bayerl einer ist - treibt.

Für die Schulmedizin ist das Wunderwerk des menschlichen Organismus weniger ein Wunder als vielmehr ein Objekt ständig sich ins Uferlose fortpflanzender Forschung und aufsehenerregender Erkenntnisse: Aber für jeden, der als »Unheilbarer« auf Krücken zum Kräuterdoktor wankt und nach sechs Wochen wieder spazieren gehen kann – für den gibt es sie, die Wunder...

Und mögen die Wunderheiler manchmal auch kuriose Theorien haben: Ihre Erfolge beginnen oft gerade dort, wo die Schulweisheit der gelernten Mediziner aufhört. Professor Westphal vom Max Plank-Institut für Immunbiologie in Freiburg versucht eine Brücke zu schlagen, wenn er etwa sagt: »Mir ist ebenso wohlbekannt, daß die sogenannten Fachleute sehr oft den Fehler machen, alte Erfahrungen aus der Naturheilkunde zu vergessen oder gar zu mißachten und ebenso wie es sogenannte Naturheilkundige gibt, welche sich gelegentlich gegen erwiesene Ergebnisse der modernen Wissenschaft verhalten. Beide Tendenzen sind sicherlich ungut!«

Am Beispiel des »alten Zeileis« aus dem oberösterreichischen Gallspach etwa kann man sehen, wie auch die Schulmedizin in ihren oft eng gesteckten Grenzen im Kreise gehen kann: So machte man beispielsweise dem »Wunderheiler« Valentin Zeileis den Prozeß wegen seiner Elektro-Therapie. Heute gehören Zeileis' Erkenntnisse zum festen Bestandteil »moderner Medizin«. Und konnte man den alten Zeileis noch bequem einen Prozeß wegen »Kurpfuscherei« machen, kam die Ärztekammer gegen Dr. Fritz Zeileis, dem Sohn des »Kurpfuschers«, nicht

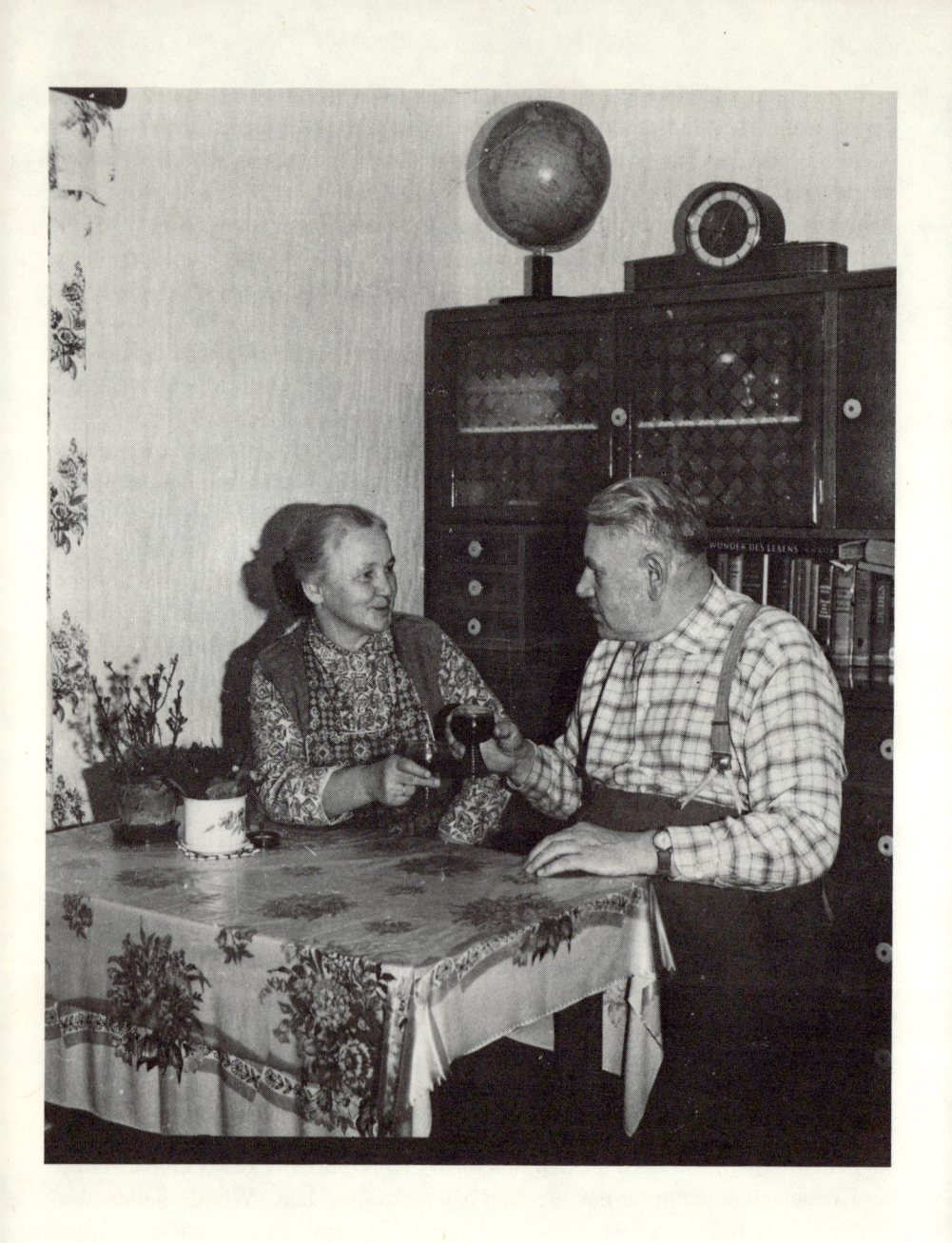

*Johann Bayerl mit seiner Ehefrau, die ihm
treu zur Seite stand,
in seiner gemütlichen Salzburger Wohnung.*

an, weil er Akademiker war und im Prinzip mit denselben Mitteln und Methoden heilte wie sein Vater. Ähnlicher Methoden bediente sich auch der bekannte Athener Arzt Dr. Michael Spanos mir seiner »Elektrophysiotherapie«.
Mit den Ärztekammern steht Bayerl aus begreiflichen Gründen immer wieder auf Kriegsfuß. Aber nichtsdestoweniger gibt es anerkannte Kapazitäten wie den Doyen der österreichischen medizinischen Schule, Univ.-Prof.Dr.Karl Fellinger (der Leibarzt von Schah Reza Pahlevi, Anm. d.Verf.), denen mehr der zu heilende Mensch als veraltete Paragraphen von Bedeutung sind. Bayerl über ein Gespräch mit Prof. Fellinger: »Auch Professor Fellinger ist der Ansicht, daß das derzeit geltende Gesetz geändert werden müßte, damit die Heilpraktiker behandeln dürften. Darüber hinaus sagte er mir, daß ich mit dem ausdrücklichen Einverständnis oder Verlangen des Patienten die Behandlung unter der Aufsicht eines Arztes übernehmen könnte.«
Auch Professor Fellingers weitere Ausführungen könnten richtungsweisend sein und die starren Fronten aufeichen:
»Wir sind zu einer Zusammenarbeit bereit. Und ich bestreite es gar nicht, daß es irgendwo gelegentlich einmal Naturtalente gibt, die so veranlagt sind, so wie es beispielsweise einen gottbegnadeten Musiker gibt.«
Einer von diesen Begnadeten ist Bayerl, der nachweislich mindestens 4000 Krebskranke, die von den Ärzten bereits aufgegeben waren, geheilt hat. Doch Bayerl ist ein gebranntes Kind und mithin vorsichtig geworden:
»Auf Grund des Verbotsgesetzes für Heilpraktiker in Österreich ist es mir untersagt, todgeweihten Menschen zu helfen. So übernehme ich nur mehr die Behandlung von Krebskranken, die mir schriftlich von den Ärzten zugewiesen werden.«
Auch der derzeitige Chef der Österreichischen Ärztekammer, Dr. Piaty, ist in einem Schreiben an Bayerl »persönlich der Auffassung, daß jeder Mensch, der eine Heilbegabung aufweist, das Recht haben sollte, Heilbehandlungen durchzuführen, soweit eine Schädigung des Patienten und ein geschäftsmäßiger Mißbrauch ausgeschlossen werden können. Für meine Person würde ich auch jederzeit eine Zusammenarbeit mit den Naturheilkundlern suchen, weil ich die persönliche Überzeugung habe, daß deren geistige Einstellung zu den Heilmethoden meiner Auffassung von Heilkunde entsprechen«.
Schön und gut. Aber Johann Bayerl ist trotz allem eher deprimiert:
»Sehen Sie, wie Professor Fellinger hat mir auch Dr. Piaty die Möglichkeit geboten, unter seiner Aufsicht Krebskranke zu behandeln. Aber leider bin ich hier in Salzburg weit weg vom Schuß und kann auch aus Altersgründen von diesem großzügigen Angebot keinen Gebrauch machen...«
Johann Bayerl ist als Mann mit den »begnadeten Augen« bekannt. Für ihn und seine aufsehenerregenden Erfolge setzen sich auch in- und ausländische Persön-

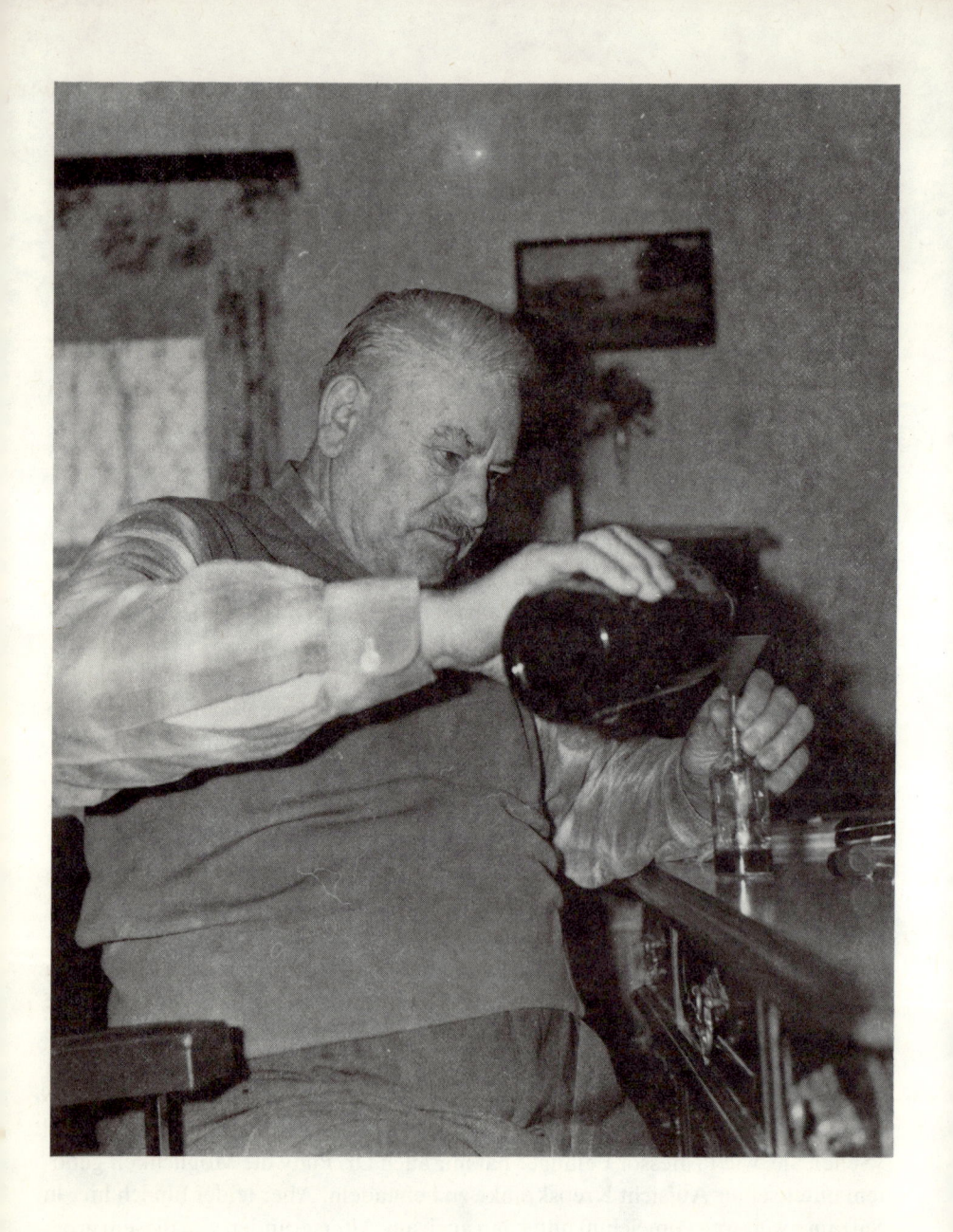

*Seine Naturheilmittel und deren Zusammensetzung erfand Bayerl selbst.
Auch die Abfüllung besorgt er persönlich.*

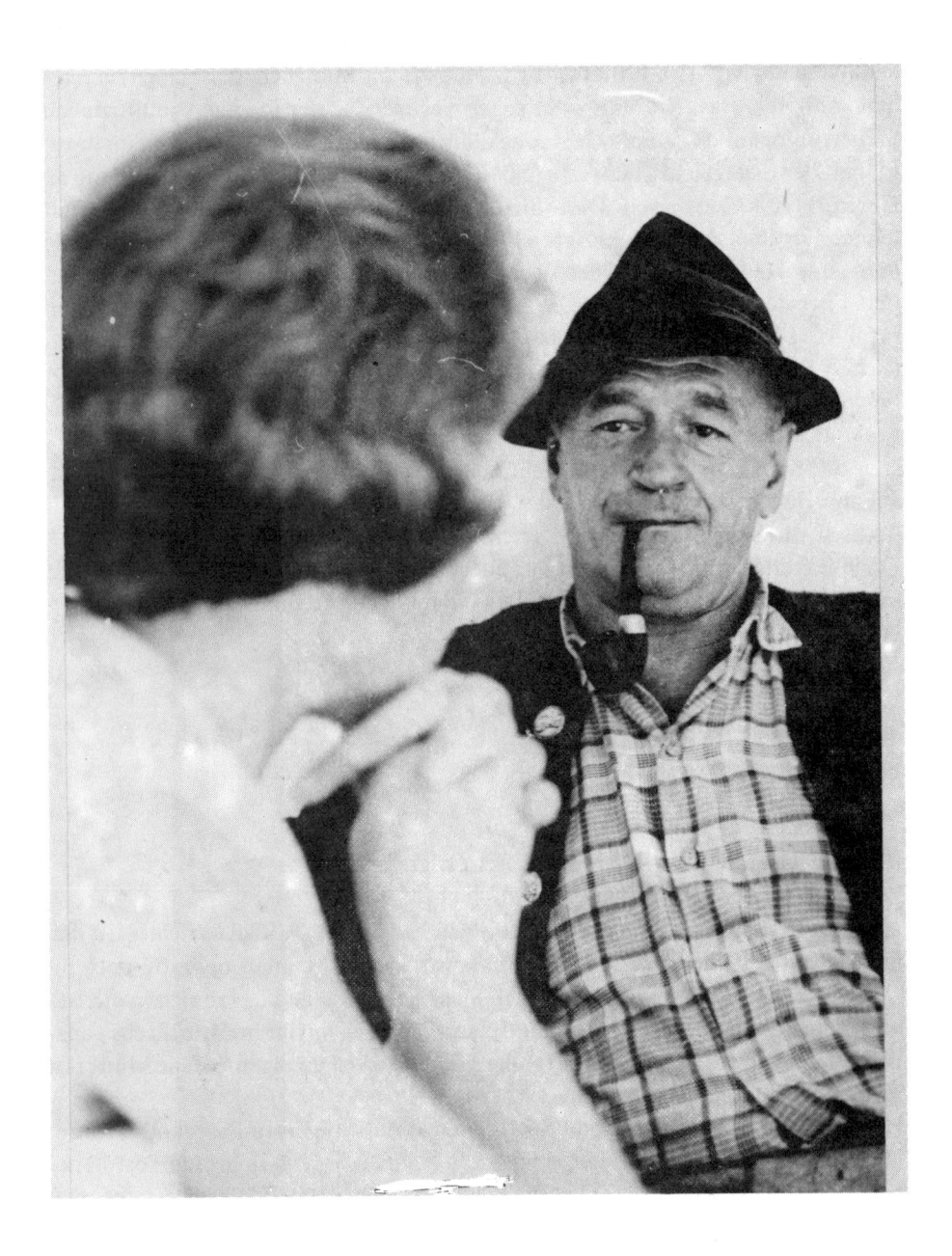

Der aus Oberösterreich stammende ›Boanlrichter‹ Paul Gamsjäger galt ebenfalls jahrelang als Krebsspezialist.

lichkeiten ein wie etwa Professor Fritz Hübsch aus München, der es nicht verstehen kann, daß Bayerl trotz – oder sogar wegen? – seiner Erfolge von offiziellen Stellen immer noch bis aufs Messer bekämpft wird. Professor Hübsch meint dazu: »Über 200 österreichische Ärzte haben Krebskranke bereits zur Behandlung an Herrn Bayerl überwiesen. Die offiziellen Standesvertretungen der Ärzteschaft lehnen ihn aber ab oder ignorieren ihn, ohne sich ein Urteil über seine Methode und seine Heilerfolge gebildet zu haben. Diese Verhaltensweise ist zwar nicht neu, aber deswegen nicht weniger zu verurteilen. Jedenfalls steht sie in krassem Gegensatz zu einer objektiven wissenschaftlichen Einstellung und zum hippokratischen Eid der Ärzteschaft.«

Auch die »Deutsche Krebshilfe« kommt bei Professor Hübsch nicht gut weg, die gegenüber dem anerkannten Krebsheiler eine unverständliche Arroganz auf Kosten der Kranken zelebriert: »Wenn man Krebskranke daran hindert, sich von Johann Bayerl behandeln zu lassen, kommt dies einem zwar ungewollten, aber faktisch wirksamen Todesurteil gleich!«

Doch Bayerls Erfolge sprechen trotz aller Hetzkampagnen und Verfolgungen für ihn. Einige markante aus der Fülle der unglaublichen Heilungen sollen herausgegriffen werden:

PATIENTEN SCHWÖREN AUF BAYERL

Herr Josef M. aus Salzburg erklärte 1966 an Eides statt: »...daß es richtig ist, daß meine Mutter...an Brustkrebs erkrankt war, deren Mamma operativ entfernt werden sollte... Meine Mutter ließ sich nicht operieren und begab sich in die Behandlung des Heilpraktikers Johann Bayerl... wo sie von ihrem Brustkrebs gänzlich geheilt wurde. Die Operation sollte im Jahre 1961 erfolgen. Meine Mutter ist bis heute vollkommen gesund!«

Herr Hans M. aus Salzburg gibt mit Tränen in den Augen zu Protokoll: »Jahrelang litt ich unter starken Magenschmerzen...am 30.6.1966 zeigte ein Test starke Krebsentwicklung an... Im Februar ging ich zu Herrn Bayerl, der feststellte, daß ich eine starke Krebsentwicklung im Magen sowie im absteigenden Dickdarm hatte... Durch konsequente Befolgung seiner Diätvorschriften und seiner weiteren Anweisungen und Medikamentierung verschwanden die seit Jahren unerträglichen Schmerzen schon nach drei Wochen. Anfang Dezember 1970 konnte ich endgültig Herrn Bayerls Krebsmittel absetzen und erfreue mich seither bester Gesundheit und Schaffenskraft wie zu meinen Jugendzeiten...«

Johann Bayerl erinnert sich: »Herr Karl F.., 62, hatte Kehlkopfkrebs. Er wurde operiert, bekam Kobaltbestrahlung und kam als hoffnungsloser Fall zu mir. Er nahm meine Medizinen, befolgte genau meine Diätvorschriften. Heute ist er gesund!«

»Auch Frau Rosa K., die erst 47 Jahre alt war, ist mit einem Befund, der auf Bauchspeicheldrüsenkrebs lautete, ganz verzweifelt zu mir gekommen. Der Arzt hat nur mehr die Achseln gezuckt. Er hat sie zum Sterben nach Hause geschickt. Heute ist die Frau gesund...«

Bayerl ist zuversichtlich, daß seine Heilmethoden nicht für alle Zeiten mit dem schulmedizinischen Bannfluch gezeichnet sein werden. Gibt es doch gerade in der moderen Medizin – eigenartigerweise bedingt durch ihren geradezu phänomenalen Fortschritt in den letzten Jahrzehnten – manchmal ein heilsames Umdenken, eine, wenn auch vielfach verschämte, Rückkehr zu den Quellen.

Denn was beispielsweise Krankenheiler und Kräutersammler wie der »Höllerhansel« oder die »Kräuternani« für geheimnisvolle Mittel und Mittelchen, die sie von den Altvorderen ererbt haben, verwenden, ist bei weitem nicht nur Hokuspokus.

So gibt etwa die moderne Bioklimatologie dem alten Kräuterdoktor recht, der nur in mondhellen Nächten seine Kräuter pflückte. Und seit der Entdeckung des Penicillins durch Sir Alexander Fleming ist der uralte Brauch, Spinnweben auf offene Wunden zu legen, von der modernen Wissenschaft rehabilitiert worden, stellte sich mittlerweile doch heraus, daß der Penicillium-Pilz gerade auf Spinnweben mit Vorliebe nistet.

Spinnt man nun diese Gedanken weiter, so könnten weitere »Wunder« und Praktiken von gestern schon morgen eine »vernünftige« Erklärung finden. Und es ist müßig darauf hinzuweisen, was für Verfolgungen und Drangsalierungen selbst prominente Forscher wie Röntgen oder Semmelweis, die heutzutage als Säulenheilige der modernen Medizin verehrt werden, über sich ergehen lassen mußten, weil ihr Wissen einfach nicht in das Schema der gerade gängigen Lehre des medizinischen Mobs paßte.

Der uneingeschränkte Monopolglaube und der Konkurrenzneid der Wissenschaft ist in den meisten Fällen wahrhaftig nicht angebracht und eine wissenschaftliche Überprüfung der Methoden jener Wunderheiler, die nicht von vornherein Schwindler sind, müßte für eine Wissenschaft, die für den Menschen und nicht für sich selbst da ist, eigentlich eine Selbstverständlichkeit sein.

Daß es sogar in der österreichischen Ärzteschaft ein allmähliches Umdenken gibt, das aber vorläufig immer noch am leidigen »Vorschrifts«-und Konkurrenz-

denken in diesem Lande scheitert, zeigt eine Mitteilung von Dr. Piaty an Bayerl, in der es heißt:
»In der Heilkunde kann jeder von jedem lernen und jeder weiß über irgend etwas mehr als andere. Leider hat die Gesetzgebung in Österreich schon seit Jahrzehnten andere Normen gesetzt wie etwa in der Bundesrepublik Deutschland. Als gewählter Repräsentant der österreichischen Ärzteschaft muß ich mich diesen gesetzlichen Bestimmungen unterwerfen, selbst dann, wenn ich über deren Zweckmäßigkeit anderer Meinung bin. Von mir aus kann ich leider nichts unternehmen, diese gesetzlichen Bestimmungen zu verändern...«
Man kann für diese offenen Worte des derzeitigen Ärztekammerpräsidenten dankbar sein, zeigen sie doch, daß auch in der Ärzteschaft allmählich das Denken über veraltete Vorschriften die Oberhand gewinnt. Noch dazu, wo es um die Rettung zehntausender unheilbarer Kranker geht, die in ihrer Verzweiflung nach einem letzten Strohhalm greifen wollen, wenn die ratlosen Vertreter der Schulmedizin nur mehr hilflos mit den Schultern zucken können, weil sie mit ihrer Weisheit am Ende sind.
Bayerl, über dessen diagnostische Fähigkeiten auch Fachleute immer wieder staunen, führt dazu ein aktuelles Beispiel an:
»Auch die Akupunktur, die vom wesentlichen Standpunkt aus kaum faßbar ist, wurde noch vor einigen Jahren von der Schulmedizin selbstherrlich als ›östliche Scharlatanerie‹ abgetan, hat aber mittlerweile immer mehr Eingang in die Hörsäle der Universitäten und in die Operationssäle angesehener Kliniken gefunden.«
Auch Bayerls berühmte Naturpräparate haben im In- und Ausland bereits großes Aufsehen erregt. Sind sie es doch, mit denen er – zusammen mit einer bestimmten Diät – den wuchernden Zellen eines Krebstumors zu Leibe rückt. Eine bekannte pharmazeutische Fabrik in Norddeutschland (»Evers«, Anm.d.Verf.) hat mittlerweile einen Lizenzvertrag mit Bayerl abgeschlossen, um mit Bayerls Präperaten weltweit gegen den Krebs kämpfen zu können. Die Registrierung läuft noch, aber bald wird man Bayerls »Wundermittel« in den Apotheken kaufen können.
In einem aufsehenerregenden Interview in der Wiener Tageszeitung »KURIER« kam ein Arzt auch auf die Begabung des »Krebsheilers« Bayerl zu sprechen. Seine Feststellungen verdienen es, hier auszugsweise wiedergeben zu werden:
KURIER: »Sie waren bei Herrn Bayerl zu Behandlung?«
Arzt: »Ich war bei ihm, aber nicht in Behandlung. Ich schaute mir vieles an, überlegte, was meinen Patienten nützlich sein könnte. So eben auch bei Herrn Bayerl.«
KURIER: »Scheinen Ihnen seine Ratschläge nützlich?«
Arzt: »Er hat intuitiv erkannt, daß die Ernährung eine große Rolle in der Be-

kämpfung von Krankheiten spielt. Ich nahm seine Sachen, da sie auf keinen Fall schaden können. Sie haben eine regulative, vielleicht auch entgiftende Wirkung auf den Verdauungstrakt.«
KURIER: »Dann hatte er sie quasi doch behandelt?«
Arzt: »Ich hatte einen Tumor, aber der wurde sicher nicht durch Herrn Bayerl geheilt. Krebs ist keine Organkrankheit. Es ist der ganze Körper krank.«
KURIER: »Ist also Bayerl, Ihrer Meinung nach, ein Scharlatan?«
Arzt: »Er hat, wie schon gesagt, Intuition. Er ist ehrlich und hat Sendungsbewußtsein. Er betont die Wichtigkeit der Ernährung, die von der Schulmedizin links liegen gelassen wird.«
Das ist also Bayerls Stärke, daß er die Wichtigkeit der richtigen Ernährung erkannt hat. Hat er nun bei einem Patienten durch seine Iris-Diagnose den Befund »Krebs« bestätigt gefunden, kann er gezielt eingreifen: Seine aus vierzehn verschiedenen heilkräftigen ungiftigen hergestellte Krebstinktur hat wahrlich schon Wunder gewirkt. Dazu kommt eine kurmäßige Behandlung in Form von Wärmeanwendungen zu Umschlägen, verbunden mit Bayerls Spezialdiät, die er den Bedürfnissen des jeweiligen Patienten anpaßt.
Bayerls Diät verlangt Geduld, Ausdauer und Selbstbeherrschung. Wer aber zwischen Leben und Tod schwebt, ist froh, daß es eine Möglichkeit gibt, wieder gesund zu werden. Bayerl warnt: »Verboten sind kalte Getränke und überhaupt kalte Sachen direkt aus dem Kühlschrank. Das ist glatter Selbstmord!«
Reich geworden ist Bayerl trotz seiner großen Erfolge bis heute nicht. Dazu ist er zu sehr Idealist und viel zu wenig Geschäftsmann. Auch bei der Zusammenarbeit mit der deutschen Pharma-Firma denkt er nicht ans Geld:
»Schaun'S, mir geht es nicht ums Geschäft. Ich bin nur froh, wenn endlich der ganzen Menschheit meine Präparate zur Krebsbekämpfung zur Verfügung stehen, damit diese Geißel der Menschheit endgültig besiegt werden kann...!«

Beginnt die Medizin umzudenken?
Die medizinische Wissenschaft sollte zumindest eine lebendige Wissenschaft sein. Aber leider »wagen« es nur ganz wenige Ärzte gegen ein Tabu der Ansichten Sturm zu laufen. Und wenn sie es tun, dann bleiben ihre Arbeiten von der Öffentlichkeit unbeachtet. Weil diese Öffenlichkeit ausgeschlossen bleibt aus dieser Diskussionsrunde.
Johann Bayerl kann es sich »leisten«, immer wieder Angriffe gegen die Schulmedizin zu starten. Er ist ja kein »gelernter Arzt«, er gehört nicht zu jenem Stand, der sich selbst durch eigene Gesetze abzuschirmen versteht. Für Bayerl hat man bestenfalls ein »bedauerndes Lächeln«, sieht über seine Erfolge hinweg und arbeitet weiter nach veralteten Methoden. Nach Methoden, von denen man schließlich weiß, daß sie so gut wie gar nicht helfen.

In München hatte ich einmal ein Gespräch mit einem Arzt. Mit Dr.med. Franz Riedweg. Diesen Mann möchte ich als »Revolutionär der modernen Medizin« bezeichnen. Er hat es gewagt, eine Feststellung zu treffen, die uns allen zu denken geben sollte:
»Wir Mediziner kennen heute bestenfalls 30 Prozent der Ursachen aller Krankheiten. Dementsprechend sind dann Therapien jedesmal ein Risiko!«
Auch andere Ärzte haben mir Riedwegs Worte oft und oft bestätigt. Und es drängte sich mir dann der Verdacht auf, daß wir Menschen nicht selten ein großer Park voll Versuchskaninchen sind.
»Wäre es nicht,« fragte ich damals, »notwendig, daß die Medizin mit Menschen wie einem Bayerl intensiv zusammenarbeitet?«
»Das wäre es,« meinte Dr. Riedweg. »Aber – welcher Mediziner könnte sich das leisten?«
Im kriminalistischen Lebensroman eines Johann Bayerl spielen derlei Ansichten keine unwesentliche Rolle. Immer wieder traten Schulmediziner an ihn heran, wollten mit ihm arbeiten, ließen sich oder einige ihrer Patienten bei dem Salzburger Naturheilkundigen behandeln. Durchaus mit bestem Erfolg, wie auch immer wieder bestätigt wurde. Sagte aber dann ein Arzt, wer diese Heilung tatsächlich bewirkt hatte, dann geriet er rasch in »entsprechende Schwierigkeiten«, von denen ein Disziplinarverfahren noch ein geringer Teil war.
Aber verweilen wir noch kurz bei dem Münchener Arzt Dr. Franz Riedweg. Nach jahrelanger Forschungsarbeit gelangte er zu der nachstehenden Ansicht:
»Unter dem Aspekt einer neuen Dimension, der des Formativen, im menschlichen Organismus wird auch eines der problematischesten Kapitel neuzeitlicher Medizin, hinsichtlich dessen wir sowohl mit Ursachenforschung wie Therapie im dunkeln tappen, in neues Licht gerückt: das maligne Geschehen. Wir wissen, daß exogene Faktoren krebsfördernd sein können. Hierzu gehören bestimmte Chemikalien, Kohlenwasserstoffe. Wir kennen den Raucher-, Arsen-, Moselwinzer-, den Kaminfegerkrebs. Wir kennen die krebsfördernde Wirkung bestimmter Strahlen, wir kennen in der Tumorvirologie die Transkriptasen, die für maligne Entartung mit verantwortlich gemacht werden. Das alles ist uns bekannt, aber die eigentliche Ursache maligner Entartung offenbart sich uns nicht.
Eines steht wohl fest: Krebs ist eine Katastrophe der Form! Krebszellen sind Embryonalzellen vergleichbar. Die Krebszelle ist gleichsam eine Zelle, die in den Urzustand zurückgefallen ist. Der Schaltplan der übergeordneten Regelzentrale funktioniert falsch. Der Formimpuls innerhalb des Kodes, dem die Zellen unterworfen sind, ist gestört. Es werden – so der Biologe Frédérik Vester – mehr Informationen abgelesen, als die Zelle gebrauchen dürfte. Die Zellen wissen, ganz im Unterschied zur Blastogenese, wo undifferenzierte Embryonalzellen gemäß

einem Impuls aus einer hohen Schaltzentrale sich zu Herz-, Blut-, Knochenzellen entwickeln, nicht mehr einem spezifischen Formimpuls zu folgen.

Die heutige Krebsbekämpfung in ihrer vordergründig materialistischen Schau zielt auf das Abtöten der kranken Zellen. Man versucht nicht, in die Formregulation einzugreifen, der alles Zellengeschehen unterworfen ist.

Dies Unvermögen ist erklärlich, wenn eine Wissenschaft wie die heutige Medizin sich nur auf Denkmethoden beschränkt, die der klassischen Physik und Chemie gemäß sind. Diese Methoden haben ja auch in der Nuklearphysik und Molekularbiologie ihr Unvermögen bewiesen, beim tieferen Eindringen in den Atom- und Zellkern letztes Geschehen zu ergründen.

Nirgends anderswo in der Medizin ist es so dringend, ein Neuland der Denkmethoden zu beschreiten, wie hier, wo wir täglich unsere Unfähigkeit des Heilens eingestehen müssen. Es geht offenbar bei der Malignität, bei Krebs und Sarkom, um ein Versagen der Form- und Gestaltimpulse. Da nun dieser Bereich des Formativen in erster Linie vom Hormonsystem, inbesondere von der Hypophyse, wahrgenommen wird, muß sich bei künftiger Krebsforschung ein Schwerpunkt in der Endokrinologie bilden.

Für die Auffassung, daß die Hypophyse wesentlich am malignen Geschehen mitbeteiligt ist, spricht folgender Umstand: Die Hypophyse ist nachgewiesenermaßen in enger Korrelation mit allem psychischen Geschehen. Daß aber psychische Störungen eine Rolle beim Krebs spielen, ist erwiesen. Nachdem wir wissen, daß die Hypophyse eine Brücke zwischen Psyche und Soma darstellt, sprechen psychische Initialfaktoren beim malignen Geschehen für die Mitbeteiligung der Hypophyse.

Das Cancer Hospital in London stellte fest, daß von 200 Krebskranken 156 vor Ausbruch ihrer Krankheit einen sehr schmerzlichen Verlust mit starken Gefühlserregungen erlebt haben. Die Universität von Rochester kam anhand einer Studie über die Bevölkerung von Monroe County zu der Überzeugung, daß die Mehrzahl der an Krebs Erkrankten vor ihrer Erkrankung ein tiefgreifendes seelisches Erlebnis gehabt hatte. Ausgehend von der Überlegung, daß jedes maligne Geschehen eine Katastrophe der Form darstellt, die Erhaltung der Kontinuität der Form und Gestalt aber dem Endokrinium, vor allem der Hypophyse, überantwortet zu sein scheint, ist es also gerechtfertigt, Krebs und Hypophyse in einen engeren Zusammenhang zu bringen.

Und weiter: Nachdem wir wissen, daß bei jeder Malignität vor allem eine Dysfunktion des Reticuloendothelialen Systems (RES) dominant ist, die Hypophyse aber mit ihrem Hormon Corticotropin über die Nebennierenrinde (Cortison) die RES-Funktionen regelt, scheint die Auffassung nicht allzu weit hergeholt zu sein, daß dem malignen Geschehen eine Hypophysen-Insuffizienz hinsichtlich der

Corticotropin-Produktion mit zugrunde liegt. Diese Unterbilanz würde sich dann durch verminderte Cortison-Erzeugung negativ auf die RES-Funktionen auswirken.
Die Störung, die beim malignen Geschehen innerhalb des Regelkreises des Endokriniums (sie ist bei einer beschränkten Anzahl von Tumorfällen durch Hormonanalysen bestätigt) wahrscheinlich kausal mit eine Rolle spielt, sähe folgendermaßen aus:

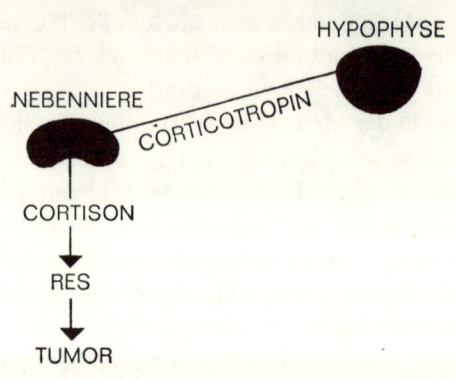

```
                                    HYPOPHYSE
          NEBENNIERE    CORTICOTROPIN

          CORTISON
             ↓
            RES
             ↓
           TUMOR
```

Es wäre nun eine Aufgabe künftiger Krebsforschung, diese Arbeitshypothese als eine der Ausgangslagen zu akzeptieren, in Krebsfällen laufend Hormonanalysen zu veranlassen und gegebenenfalls die eingangs erwähnte pflanzliche Stimulation der insuffizienten Hypophyse und der Begleitdrüsen anzuwenden. Ein Risikofaktor bei der Anwendung der pflanzlichen Stimulation insuffizienter Drüsen besteht aufgrund des bisherigen Erfahrungsgutes nicht. Falsch gezielt, geschieht bei der Anwendung dieser hochpotenzierten Extrakte nichts, richtig gezielt, ist die Wirkung bedeutsam!«
Nun, liebe Leser dieses Buches, vorstehend habe ich nur einen kleinen Ausschnitt aus dem Lebenwerk Dr. Riedwegs angeführt. Doch dies zum Beweis, daß sich auch akademische Mediziner mit dem Krebsproblem beschäftigen. Freilich, und dies finde ich dann erschütternd, Leute wie ein Dr. Riedweg stehen unter ihresgleichen auf ebenso »verlorenem Posten« wie ein Johann Bayerl unter den Heilern insgesamt. Hier trifft wohl beide das gleiche Schicksal: Sie sind Außenseiter, die Gegebenes verändern wollen, die durch ihre Forschungsarbeiten ein Umdenken in der Medizin heraufbeschwören würden. Wie fruchtbar und nutzbringend wäre eine Zusammenarbeit dieser beiden Gegenpole für uns Menschen! Leider aber liegen zwischen einem Dr. Riedweg und einem Johann Bayerl »Welten«, selbstgeschaffene Schranken, die es nicht erlauben, vereint dem zu dienen, was sie im Grunde genommen beide meinen: der menschlichen Gesundheit!

Zum besseren Verständnis dieses Buches und der Vorgänge im menschlichen Körper möchte ich noch einmal Dr. Riedweg zitieren. Lassen wir ihn hier über jenen Teil der Natur sprechen, der das »Lebendige« umfaßt, über die Biologie.

»Fassen wir also das Urgeschehen der Biologie ins Auge, die Vereinigung von Ei- und Samenzellen und die darauffolgenden Vorgänge, kurz Blastogenese genannt. Hier herrscht ein unfaßbares Phänomen vor: der Bauplan als Information, der sich materiell und funktionell in den Zellenkern, den Chromosomen, den Genen befindet.

Ein kodifizierter Text in den Genen der Chromosome ist die Ausgangslage zur Aufrechterhaltung aller Zellvorgänge. Es ist eine Bibliothek vorhanden, umfassend und riesengroß. Leben ist Ableben kodifizierter Texte. Abgelesen wird der Text von der Messenger-Ribonukleinsäure (RNS). Dabei vollzieht sich ein »Wunder«: das Geschehen der interzellulären Kommunikation. Der Ausgang sind zwei Zellen, die Ei- und Samenzelle. Diese Zellkoppelung teilt sich immer wieder identisch, so daß nach gesundem Menschenverstand letztlich alle Zellen so aussehen müßten wie alle anderen: ein undifferenzierter Zellhaufen.

Dies ist aber nicht der Fall. Es setzt ein Vorgang minuziöser Differenzierung ein, es entstehen gänzlich unterschiedliche Zellen: Knochenzellen, Muskelzellen, Blutzellen, Herzzellen und andere. Hier drängt sich nun die Frage auf: Woher weiß die einzelne Zelle als Teil eines undifferenzierten Zellhaufens, daß sie sich später zu einem Verband von Knochen-, Muskel-, Blut- und Herzzellen entwickeln muß?

Der Formimpuls geht vom dem genetischen Kode im Zellkern aus. In diesem umfassenden Kode wird plötzlich alles zugedeckt, was eine andere Zellform als – sagen wir – eine Knochenzelle veranlaßt hätte. In dieser vierblätterigen Kode-Bibliothek wird nur eine einzige Seite aufgeschlagen, alle anderen zugedeckt. Wer veranlaßt dieses Geschehen, und woher kommt dieser Gestaltimpuls?

Dasselbe »Wunder« vollzieht sich außer in der Blastogenese in der Wundregeneration, dem Heilvorgang einer Wunde. Wer veranlaßt, daß plötzlich die Zellregeneration zum Abschluß kommt und nicht ins Endlose weiterwuchert? Auch hier die Frage: Aus welcher Dimension kommen solche Impulse?

Hinsichtlich der unfaßbaren Informationspotenz des Zellkerns ist nachfolgendes Experiment des Biologen Gordon aufschlußreich: Gordon zerstört den Kern einer Eizelle des Frosches. In die leere Eizelle implantierte er den Kern einer Darmzelle eines Frosches. Die Eizelle enthielt also jetzt das Programm einer Darmzelle. Aus dieser neuen Eizelle entstanden nun nicht, wie aufgrund rationalen Denkens zu erwarten wäre, beim Teilungs- und Wachstumsvorgang eine Sammlung von Darmzellen, sondern es entstand ein ganz kompletter Frosch mit Zeugungsfähigkeit.

Es ergibt sich nun daraus, daß die verschiedenen Zellen den Plan des Gesamtorganismus Frosch in ihrem Kode enthalten. Als die Zelle Darmzelle war, waren alle die anderen Kodes für die Entwicklung des Gesamtorganismus Frosch einfach zugedeckt. Im Vorgang der Entwicklung eines differenzierten Gesamtorganismus aus dem undifferenzierten Zellhaufen der Blastogenese muß ein unerhört minuziöses Zusammenspiel und Voneinanderwissen der einzelnen Zellen sich abspielen. Es reicht hier die Vorstellung einer Säfteverbindung auf chemisch-physikalischer Grundlage zwischen den einzelnen Zellen nicht aus. Es müssen irgendwelche Möglicheiten des »Wissens« aller Zellen um den Plan aller anderen Zellen vorhanden sein.

Hier stoßen wir auf dasselbe Phänomen von Fernwechselwirkungen, wie es sich in der Physik abspielt.

Hier die Tatsache, daß jede Zelle »weiß«, was die andere macht. Nur so ist die Entwicklung des Embryos aus dem embryonalen gleichartigen Zellhaufen zu erklären. Wir müssen eine interzelluläre Kommunikation, Exchangeforces, Fernwechselwirkungen, annehmen, und das wiederum weist auf eine übergeordnete Regel- oder Informationszentrale hin.

Das ähnliche Phänomen ist in der modernen Physik unter der Bezeichnung »Pauli-Prinzip« bekannt. Danach weiß ein Elektron, das von außen an ein Atom herankommt, welche Quantenzahlen-Kombinationen die bereits vorhandenen Elektronen besitzen. Ursprünglich wurde angenommen, das erfahre das herankommende Elekrtron irgendwie durch Kontakte mit diesen vorhandenen Elektronen. Die experimentelle Überprüfung ergab jedoch, daß keinerlei energetischer oder dynamischer Kontakt zwischen dem Elektron und den vorhandenen Elektronen besteht. Daraus mußte der Schluß gezogen werden, daß wie bei den Embryonalzellen ein regelrechtes Wissen dieses Elektrons um den Zustand der anderen Elektronen besteht.

Dieses Phänomen ist nun ebensowenig mit Materie-Energie-Gleichungen zu erklären wie das interzelluläre »Wissen« in der Blastula. Beide Vorgänge sind nur dann verständlich, wenn man von einer rational nicht zu erfassenden Vorstellung von Exchangeforces, Austauschkräften, ausgeht.

Der Biologe Vester sagt zu diesem analogen Phänomen in der Biologie und Physik:

»Dort das Wissen aller Zellen um den Plan anderer Zellen, hier das Wissen der Atome voneinander. Die Atome müßten sich früher einmal zu irgendeiner Zeit gekannt haben. Fast klingt es, wie wenn Großmutter dem kleinen Fritzchen abends im Bett ein Märchen erzählt. Diese für die Physik ungewöhnliche Ausdrucksweise, nämlich daß ein Atom wissen und behalten kann, ob es einem anderen Atom einmal begegnet ist, bedeutet, daß man für gewisse neuentdeckte Phänomene keine der wohldefinierten physikalischen Größen wie Masse, Energie und so weiter mehr heranziehen kann. Man ist gezwungen, Fernwechselwirkungen auf nichtenergetischer Grundlage zwischen Atomen anzunehmen. Weiter würde dies aber auch bedeuten, daß ein Atom in gewissem Sinne ein Individuum und von jedem anderen verschieden ist, sonst könnte es nicht von einem anderen Atom erkannt werden. Dies sind in der Physik und Biologie zwei ungeheure Feststellungen, die wahrscheinlich noch philosophische Konsequenzen haben werden.«

Ich habe dargelegt, was für umwälzende Erkenntnisse in der Biologie aufgrund der Forschung moderner Molekularbiologie anhand des Elektronenmikroskopes sich ergeben. Das Denken in den Bahnen bisheriger klassischer, vorwiegend morphologischer Biologie wird danach ebensowenig mehr den Tatsachen gerecht, wie das Denken in der klassischen Newtonschen Physik – auf pragmatisches Experiment, rationale Analyse, mathematische Formel beschränkt – das atomare Geschehen deuten konnte. Es muß eine neue Dimension erschlossen werden. Das ergibt sich hier in der Molekularbiologie, wie es sich in der modernen Physik ergab.

Lassen wir wiederum den Biologen Vester sprechen: ›Hier vollzog sich die Entdeckung einer ganz neuen Dimension, nämlich der Information, die sich nach dem Erfinder der Kybernetik, Wiener, als dritte Entität neben der Materie und Energie stellt. Ihre Entdeckung bedeutet wohl eine Erkenntnisrevolution, die der Quantemechanik an Gewichtigkeit nicht nachsteht. Sie basiert auf der in den Genen der Chromosome entdeckten gewaltigen Bibliothek kodifizierter Texte, die in jedem Gen so umfassend vorhanden sind, daß genügend Platz da ist für alle Spezies dieser Erde in vergangenen und künftigen Formen. Jede Zelle enthält den gesamten Kode, den Computer und den Programmierer. Die Texte wurden durch Messenger-RNS angelesen, aber aufgeschlagen ist immer nur eine Seite dieses Buches als aktueller Kode.

Diese Information, die wir nicht kennen, ist nicht energetisch-materiell-zeitgebunden. Es genügt hier wie in der Quantentechnik nicht mehr das Raum-Zeit-Weltbild. Vielleicht gibt es irgendeine nicht mit dieser Welt unmittelbar verbundene Welt, die im Raum zeitlos ist und aus der die Informationen kommen. Solche Informationen wandern in die Materie hinein und werden dort gespeichert.« ›Der Bauplan‹ – so der Physiker Walter Heitler – ›und die mit ihm zusammengehörigen biologischen Gesetze in der Welt der Transzendenz!«

Waren und sind die Überlegungen eines Dr. Riedweg nicht interessant? Speziell im Zusammenhang mit den Froschungsergebnissen Bayerls. Denn nicht zuletzt hat dieser Naturheilkundige den Hebel an der richtigen Stelle angesetzt: an der menschlichen Zelle! Was Johann Bayerl hier entdeckte, grenzt umsomehr an das

Unfaßbare, als es ihm ja nicht vergönnt war und ist, seine Forschungen auf experimenteller Basis in einem kostspielig ausgestatteten Laboratorium zu betreiben. Nein, dieser Bayerl arbeitet mit den oft primitivsten Mitteln und – kam schon vor Jahren zu Ergebnissen, die erst heute zaghaft als »das Neueste« in der Wissenschaft Eingang finden.

Vielleicht sollte dies an dieser Stelle mit aller Deutlichkeit nochmals betont werden: Johann Bayerl bekam niemals die geringste finanzielle Unterstützung aus öffentlichen Mitteln. Für die Forschungen, – die erfolgreichen Forschungen! – eines Salzburger Naturheilers war eben kein Geld da. Wohl mehr zum Spaß schrieb denn auch Bayerl an jene Stellen, die zu gigantischen Spendenaktionen im Kampf gegen den Krebs aufriefen. Ihm, diesen einfachen und biederen Mann war es klar, daß seine Arbeit an der Volksgesundheit kaum einen Niederschlag finden würde.

»In Österreich und in Deutschland,« sagte mir einmal Bayerl, »wurden Millionenbeträge für die Krebsbekämpfung gespendet. An beide Stellen habe ich geschrieben, habe von meiner Arbeit berichtet und auch davon, um wieviel es ich es leichter gehabt hätte und wohl auch noch haben würde, wenn man mir auch ein wenig Unterstützung zukommen ließe. Natürlich bekam ich nichts!«

Schon mein Kollege Eder, den ich an anderer Stelle dieses Buches zitierte, sagte aus, daß Bayerl Idealist ist. Er verdient, sehr im Gegensatz zu vielen sogenannten »Wunderheilern«, kein Vermögen an den Kranken. Ganz im Gegenteil!

Lassen sie mich einmal rückblenden. Als ich – vor rund zwanzig Jahren – zum ersten Mal nach Salzburg fuhr und für eine Zeitung eine Reportage über Bayerl machen sollte, da war ich ehrlich verblüfft. Berufsbedingt hatte ich schon viel mit »Wunderheilern« zu tun gehabt. Sie alle lebten auf großem Fuß, hatten Villen, »dicke« Autos. Vor dem anheimelnden Haus Bayerls stehend, wollte ich schon wieder kehrt machen. Da sollte ein so bekannter »Wundermann« wohnen, arbeiten, leben?

Nun ja, die Hausnummer stimmte. Neben dem Ziehbrunnen im Hof standen einige Autos mit deutschen Kennzeichen. An der Eingangstür klebte ein Schild, handgeschrieben: »Das Rauchen in diesem Hause ist unerwünscht«. Verstohlen packte ich meine Zigaretten weg, dann läutete ich. Eine kleine Frau, deren Gesicht die Freundlichkeit in Person war, öffnete die Tür. Es war die Ehefrau Bayerls. Sie ist jener Typ liebenswerte Frau, mit der man gern ein Weilchen verplaudert. Und während ihre Hände die Schürze glätten, gesteht sie: »Wissen Sie, ich wäre eigentlich lieber in Linz!«

»In Linz, weshalb?«

»Nun ja, dort kann man so viele Schiffe auf der Donau sehen. Hier in Salzburg gibt es ja keine Schiffe!«

Dann kam ich zu Bayerl in das Arbeitszimmer. Es war wie bei meinem Großvater

zuhause. Eine Pendeluhr an der Wand schlug die Stunden, ein Sofa, auf dem man es sich so richtig bequem machen konnte. Und wenn man – nach langem Gespräch – eine Pause einschalten möchte, dann bereitet Frau Bayerl in der gemütlichen Küche den Kaffee. Zum Schluß weiß man gar nicht mehr, wo man lieber sitzt. In der Küche oder im Wohnzimmer...
Sagte ich nicht, daß ich Bayerl vor rund zwanzig Jahren zum ersten Male gesehen habe? Nun, neulich war ich wieder einmal bei ihm. An dem Haus, an den Leuten, an der Gemütlichkeit hat sich nichts geändert. Wenn man zu Bayerl kommt, dann ist man zuhause. Dann ist man gefangen von den Erzählungen des Mannes, der einem da gegenüber sitzt. Stunden um Stunden vergehen. Die Uhr hat ihre Bedeutung verloren...
Eines jedenfalls ist sicher: Von Luxus ist hier keine Rede. Oder ist etwa ein Auto Luxus?
Lassen Sie mich auch eine intime Geschichte um den großen Naturheiler erzählen: In einer Holzgarage steht Bayerls Auto. Es ist ganz blank geputzt. Vor Jahren einmal fotografierte ich ihn und seine Frau, wie die beiden ihre »Staatskarosse« auf Hochglanz brachten. Und eben als ich dieses Buch schreibe, ruft mich Bayerl ganz verzweifelt an:
»Meine Frau hat mit unserem Auto einen Unfall gehabt. Sie ist vollkommen unschuldig, aber – das Auto ist nur noch ein Wrack!«
»Und die Versicherung?« fragte ich.
»O je,« höre ich vom anderen Ende der Leitung. »Da ist nichts mehr zu machen, denke ich. Unser Auto ist Baujahr 1961. Da bekommt man nur noch den Schrottpreis. Dabei ist der Wagen einmalig gelaufen, hatte nicht eine einzigen Rostfleck. Das ist schon ein großer Schaden ...!«
Verstehen Sie, liebe Leser, weshalb ich Ihnen diese kleine Geschichte erzählt habe? Sie gehört so unabdingbar in ein Buch um Bayerl wie seine Erfolge in der Krebsbehandlung. Er, der Mann, der Tausenden geholfen hat, fährt ein Auto Baujahr 1961! Seine Erfolge schlagen sich nicht auf ein wohlgefülltes Bankkonto nieder, sondern auf die Gesundheit all jener, die zu ihm kamen.
Nein, Bayerl hat also niemals einen Pfennig Unterstützung für seine Arbeit bekommen. Von dem wenigen, das er verdiente, leistete er sich seine Forschungsarbeiten. Als Idealist, besessen von dem Gedanken, anderen zu helfen. Vielleicht liegt auch hier ein Teil der Wurzel, weshalb er so oft angegriffen wird. Zur Illustration dieses Zwiegespräch:
»Kann sich eigentlich jeder eine Behandlung durch Sie leisten, Herr Bayerl?« erkundigte ich mich.
»Warum denn nicht?« antwortete Bayerl. »Die paar Pfennig für meine Naturheilmittel hat jeder, der an seiner Gesundheit interessiert ist!«

Und dann stellte ich die heikle Frage: »Was kostet es denn bei Ihnen, sich vom Krebs heilen zu lassen?«

Bayerl hob die Schultern. »Das kommt darauf an, wielange ein Patient zur Genesung braucht. Vor allem: In welchem Stadium er zu mir kommt. Wenn eine Gesundung ein bis zwei Jahre dauert, dann muß man schon mit 1500 bis 2000 Mark Gesamtkosten rechnen!«

Ein Leben, die Gesundheit für einen Pappenstiel! Jetzt sind wohl alle weiteren Erläuterungen überflüssig geworden, weshalb dieser Bayerl bei jenen nicht gern gesehen ist, die aus dem Elend und Leid Kranker Riesengewinne abschöpfen.

Und dann wieder eine andere Seite in dieser Bayerl-Story.

Vor ein paar Jahren war ich mit meiner Frau bei einem Prozeß gegen Bayerl in Salzburg. Nein, er hatte weder eine Fehldiagnose gestellt noch jemanden verpfuscht. Das sagte ich ja bereits einmal: Bayerl war noch nie wegen eines Versagens seines Könnens vor dem Kadi! Wenn er sich zu verantworten hatte, dann wegen unerlaubter Ausübung der Heilpraxis. Oder – wegen trüber Geschäftsmacherei! Damals, in Salzburg, mußte sich Bayerl als »Heilpraktiker« verantworten. Eine Bezeichnung, die, wie wir nun schon sattsam wissen, in Österreich verboten ist.

Jene Gerichtsverhandlung würde ich als »traurigen Prozeß« bezeichnen. Eine »verzweifelte Frau« war zu Bayerl gekommen, um sich bei ihm untersuchen und heilen zu lassen. Und der gutmütige, gutgläubige Naturheiler tat sein Bestes. Er wußte ja nicht, mit welcher Natter er es zu tun hatte.

Jene Frau schrieb zuerst an Bayerl einen Brief. Der Inhalt desselben war eine glatte Erpressung: »Wenn Sie mir nicht sofort 2000 Schilling (rund 300 Mark) bezahlen, dann zeige ich Sie als unerlaubten Heilpraktiker an!«

Bayerl zahlte nicht. Und deshalb stand er schließlich vor Gericht. Angeklagt als »unerlaubter Heiler«. Er bekam naturgemäß sein Urteil, jene Frau hatte ihre »Rache«. Rache, weil sie in diesem Fall nicht so erfolgreich wie bei anderen Heilern arbeiten konnte: Geschäfte machen mit Menschen, die anderen helfen können, es aber nicht dürfen.

»Einige andere,« erzählte mir Bayerl nach dem Prozeß, »haben sich dieser Erpressung unterworfen und bezahlt. »Warum sollte ich das auch tun? Ich bin doch kein Scharlatan...!«

Persönlich wundert es mich immer wieder, daß ein Mann wie Bayerl diesen »Streß«, diesen psychischen Druck aushält. Und – gestatten sie mir dieses vielleicht kitschige Bild – Bayerl steht trotz aller Gemeinheiten und Anfeindungen da wie ein Fels im tosenden Meer.

Kehren wir zurück zu dem »Urvater« der Naturheilkunde: Paracelsus (1493 geb.

in Einsiedeln, Kanton Schweiz – 1541 gest. in Salzburg). Immerhin ist er es, der bis zum heutigen Tag dominierend die Medizin beherrscht. Schon als Kind wurde Paracelsus von seinem Vater in Botanik, Alchemie, Philosophie und Medizin unterrichtet und später von philosophisch und naturwissenschaftlich hochgebildeten Priestern ausgebildet. Dann studierte er an mehreren Universitäten, aber das Hochschulstudium befriedigte ihn nicht. Ohne Approbation reiste und wanderte er durch fast ganz Europa und den Orient, um seine medizinischen Erkenntnisse zu erweitern. Dort lernte er nicht nur von Doktoren, sondern auch – wie er selbst schrieb – von Schäfern, Badern, Zigeunern, Landfahrern, Bauern und Kräutersammlerinnen, auch in Klöstern, um die Wunder der Natur zu erkennen. Er suchte Pflanzen und Steine, forschte, experimentierte und sammelte Erfahrungen am Krankenbett, wenn er für kurze Zeit irgendwo seßhaft war. Paracelsus behandelte nach einem eigenen biologischen System, hatte große Erfolge und bewahrte manchen Kranken – wie er sagte – vor Operationen und unnötigen Amputationen. Sein Ruf wuchs, seine schnellen Heilungen erregten großes Aufsehen. Wo man ihm gestattete, an Universitäten zu lehren, gab es eine Überfüllung der Hörsäle. Er wagte es als erster, seine Vorträge in deutscher, anstatt in lateinischer Sprache zu halten und die medizinische Wissenschaft zu kritisieren. Ferner eröffnete er eine Poliklinik mit studentischen Krankenbesuchen sowie klinischen Vorlesungen und Demonstrationen am Krankenbett. Das alles führte natürlich zu einem Verbot seiner Lehrtätigkeit. (Wie sich doch immer wieder und durch Jahrhunderte die Fälle gleichen, Anm. d. Verf.)
Er wanderte weiter, Forschungen über Kräuter, Mineralien, Salze, Metalle und über die Zubereitung von Medikamenten betreibend. Wiederholt wurde er vertrieben. Er machte viele medizinische Entdeckungen. So erkannte er als erster die Heilkraft der natürlichen Quellen.
Die Pharmakognosie brachte Paracelsus in ganz neue Bahnen und für die Chirurgie wies er viele neue Wege. Er wurde zum Wiederentdecker der Spagyrik (Reinigung der Arzneipflanzen durch Destillation) und zum Begründer der Pflanzenchemie; er verwendete für seine Patienten nur die von allen Schlacken befreiten und ungiftigen Arzneien, die er »arcana« nannte. So schrieb er nach seinen gesammelten Erfahrungen ein bedeutendes Werk, den »Herbarius« (Kräuterbuch), in dem er betont, daß in jedem Land die richtigen Kräuter, Wurzeln, Samen und Blätter vorhanden seien, die für die Arzneizubereitung der betreffenden Einwohner erforderlich sind, so daß sich ein Bezug aus fremden, überseeischen Ländern erübrigt.
Was den Einfluß der Ernährung auf den Gesundheitszustand des Menschen betrifft, so stand Paracelsus auf dem Standpunkt, der erst neuerdings wieder eingenommen wird, als er die wunderbaren Feinstoffe beschrieb, die in den einfachsten

Gemüsepflanzen enthalten seien und fast bei allen Krankheiten als Arzneien wirkten:
»Wenn sich die gesunden Leute bereits mit grober, natürlicher, nicht subtil (fein) zubereiteter Nahrung begnügten, so gäben sie der Natur eine große Hilfe gegen Erkrankungen«. An anderer Stelle sagt er: »Heilmittel sollen Nahrungsmittel, Nahrungsmittel sollen Heilmittel sein.«
Das Ähnlichkeitsgesetz, von Hippokrates erwähnt, wurde von Paracelsus wieder aufgegriffen. Manche Behandlung von ihm wurde sozusagen auf homöopathischer Grundlage durchgeführt. Wenn wir Paracelsus als einen geistigen Ahnherrn der Homöopathie ansehen, so sollen damit die großen Verdienste Hahnemanns, des eigentlichen Begründers der Homöopathie, nicht im mindesten herabgesetzt werden.
Paracelsus' Lebenswerk ist die neue Begründung der Medizin durch eigene Naturbeobachtungen, eigene Überlegungen, eigene Experimente und praktische Erfahrungen. Dieser unbändige, schöpferische Feuergeist hat manche Schriften alter »Medizinfürsten«, die viele Jahrhunderte »allgemeinmaßgebende« Lehren enthielten, öffentlich verbrannt.
Es drängte Paracelsus, aus den Quellen freier Naturbeobchtungen zu schöpfen. Er beobachtete die Einflüsse der allgemeinen Lebensbedingungen sowie der kosmischen Faktoren auf die Auflösung und den Gang der Krankheiten. In der Behandlung einiger der schwersten Leiden steht die Heilkunst unserer Zeit – abgesehen von manchen biologischen Heilern – hinter der des Paracelsus zurück, so wahrscheinlich beim Krebs. Aus mehreren Stellen seiner Bücher geht hervor, daß er die Krebskranken durch Beeinflussung ihres Blutumlaufes zu heilen vermochte, wie auch durch den Gebrauch äußerer Mittel, die die schlechten Stoffe aus dem Körper zogen. Dazu schrieb er: »Den Krebs durch Schneiden, Brennen, Ätzen und andere henkerische Peinigung zu vertreiben, sollte von der Obrigkeit den Ärzten nicht gestattet, sondern streng bestraft werden!«
Paracelsus hat recht gehabt: Nicht nur die damaligen Verhältnisse in der Lebensordnung und im Heilwesen mußten reformiert werden, sondern es drohten durch die Weiterentwicklung der unnatürlichen Lebens- und Heilweise unheilvolle Zustände in der Zukunft.
Von Paracelsus stammt auch die Lehre vom Archäus, dem inneren Arzt. Dadurch bestätigt er Hippokrates' Lehre von der Naturheilkraft.
Prof. Sauerbruch sagte über Paracelsus: »Man kann die Größe und die Bedeutung dieses Mannes nicht verstehen, man kann sie nur ahnen, und dies ist allein möglich, wenn man seine Werke studiert und seinen Lebenslauf verfolgt. Nur solche Menschen, die in die Tiefe seiner Seele schauten, können das Genie des Paracelsus erfassen. Keiner hat Sorge und Leid, aber auch die Bejahung des Lebens so

gekannt wie er. Sein Leben lang hat er danach gestrebt, die Medizin auf einer neuen Basis aufzubauen!«

Haeser äußert sich: »Kaum jemals hat ein Arzt mit größerer Begeisterung die Aufgabe seines Lebens erfaßt, mit treuerem Herzen ihr gedient, mit größerem Ernst die sittliche Würde seines Berufes im Auge behalten, als der Reformator Paracelsus!«

Paracelsus soll auch selber zu Worte kommen:

»Was ist Glück anderes, als Ordnung halten mit Wissenheit der Natur? Was ist Unglück anderes, als wider die Ordnung ein Einbruch in die Natur? Wir haben unsere Ordnung in der Natur. So dann alles das, so der Mensch tut und tun soll, das soll er tun aus dem Licht der Natur. Denn das Licht der Natur ist allein die Vernunft und nichts anderes. Wer die Geheimnisse in der Natur verstehen will, muß ihr folgen. Der Arzt soll wissen, worauf die Natur hinaus will; denn sie ist der erste Arzt, der Herr gleichsam, während der Arzt der Diener der Natur ist. Dieweil die Krankheit aus der Natur kommt, so muß der Arzt der sein, der aus den beiden lernen muß, und was sie ihn lehren, das muß er tun. Also soll der Arzt die Natur und Kraft aller Dinge erkennen und also sollst du die Kunst der Arznei erfinden aus den auswendigen Kräften so die Natur zeigt. Der die Gestirne nicht erkennt, dem sind die Dinge unglaublich. Denn wer ist der Natur Feind, denn der, der sich weiser schätzt als sie, die doch unser aller oberste Stufe ist? Der ärztlichen Kunst Übung liegt im Herzen. Ist dein Herz falsch, so ist auch der Arzt in dir falsch; ist es gerecht, so ist auch der Arzt gerecht. Ohne Liebe wird kein wahrer Arzt geboren, denn die größten Heilerfolge sind nur dadurch zu erklären, daß er mit Liebe seine Arzneien verfertigt und seine Verordnungen gibt. Bei keinem Menschen wird daher auch das Herz mehr gesucht als beim Arzt. Die Ärzte, welche nicht in der Erfahrung und der Natur fußen, wollen allerdings ihren wahren Meister nicht erkennen, sondern aus ihrer eigenen Vernunft die ärztliche Wissenschaft schöpfen und sie nur auf ihr aufbauen. Doch das heißt mit Recht auf Sand bauen.«

Und weiter sagt Paracelsus: »Alle Wiesen und Matten, alle Berge und Hügel sind Apotheken. Da ich sehe, daß die Arzneien, die von fernen Ländern nach Deutschland kommen, mit großen Kosten, mit Mühe und Arbeit und viel Sorgfalt verbunden sind, hat mich dies veranlaßt, zu ergründen, ob die deutsche Nation das nicht selbst in ihrer Gewalt hat und ohne fremden überseeischen Mittel in seinem Gebiet und Reich bestehen könnte. Dabei habe ich gefunden, daß alle Dinge auf dem eigenen Boden, auf den eigenen Gründen und Gütern im Überfluß sind.«

Damals sprach Paracelsus schon eine ernste Warnung aus, die besonders in der heutigen Zeit von allergrößter Wichtigkeit ist, weil jetzt die ernährungsbedingten

Krankheiten in ungeheurem Maße zugenommen haben: »Man gebe dem Kranken keine ausgelaugten, entwerteten, verfeinerten, gebleichten, leicht gefärbten und mit allen erdenklichen Chemikalien haltbar gemachten ›Sterbemittel‹! sondern urgesunde und vollwertige naturnahe ›Lebensmittel‹, durch die allein die Sonne ihre Strahlen in uns schickt.«
Heute raten bedeutende Ernährungsforscher und einsichtige Ärzte dringend, daß nicht erst der Kranke sich an natürliche, reine, vollwertige Kost gewöhnen soll, sondern daß bereits zur Vorbeugung schon so verfahren wird.
Weiter sagt Paracelsus: »Das Höchste, was wir Ärzte an uns haben, ist unsere Kunst. Nachfolgend, das dem gleich ist, ist die Liebe. Denn die Liebe ist es, die Kunst lehrt, und außerhalb der selbigen wird kein Arzt geboren! Die Kraft des Arztes liegt im Patienten.«
Selten hat wohl ein Arzt mit so vielen Kämpfen in seinem ganzen Leben gegen die herrschenden Schulmediziner, Apotheker und Behörden seine Lehren verteidigen müssen – wie Paracelsus, ehe er wenigstens teilweise doch als Reformator wirkte.
Der Vater einer beseelten Heilkunde, wie ihn ein Reformarzt nannte, wurde ohne Gefolge beerdigt. Paracelsus starb mit 48 Jahren! Die näheren Umstände seines Todes sind immer ungeklärt geblieben, da er nie einen Freund hatte, nur dankbare, ihn hoch verehrende Patienten, die verstreut in den Gegenden lebten, die er durchwanderte. In Salzburg, in der Kirche von St. Sebastian – auf dem sogenannten Armenfriedhof – wurde Paracelsus bestattet. Sein Grabstein trägt eine lateinische Inschrift, die übersetzt lautet:
»Hier liegt Philippe Theophrastus, der berühmte Doktor der Heilkunde, der fürchterliche Wunden, Lepra, Podagra (Fußgicht), Wassersucht und andere unheilbare Krankheiten mit wunderbarer Kunst heilte und seine Güter zur Verteilung unter die Armen bestimmte.«
Zu dieser Stätte der Erinnerung sind viele Jahrzente Scharen von Menschen gepilgert. Auch heute wird sie noch besucht. Das ist sehr zu begrüßen.
Noch wichtiger aber wäre es, wenn allgemein seine Ideen und Erkenntnisse besser bekannt wären und weiter verarbeitet würden.
Sicherlich, liebe Leser, schreibe ich hier nun keinen Kriminalroman. Dieses Buch handelt von Johann Bayerl, von einem angefeindeten Naturheiler. Die nun folgenden Zeilen mögen vielen von Ihnen etwas makaber erscheinen. Doch ich gebe sie Ihnen trotzdem zu bedenken:
Paracelsus war ein »Außenseiter« der damaligen Medizin. Er und seine Ansichten waren vielen unbequem. Und da gibt es nun ein Gerücht:
Wenn man einem der Gerüchte über den Tod Paracelsus Glauben schenken will, dann ist er durch Gewalteinwirkung zu Tode gekommen. Die grundlegende Re-

form der Heilkunde, die er anstrebte, wurde wahrscheinlich auf diese Weise durch seine Gegner verhindert. Diese Vermutung liegt schon deshalb nahe, weil er, Berichten zufolge, unmittelbar vor seinem frühen Tode gesund und lebenskräftig war.

Immerhin – viel viel später haben bedeutenden Wissenschaftler auf diesen Paracelsus »zurückgegriffen«. Unter ihnen Hahnemann und Bier. Sie und viele andere nahmen sich ein Vorbild an Paracelsus und wirkten in seinem Sinne weiter.

Und heute wird eben dieser »damals vielgehaßte« Paracelsus immer wieder als Beispiel »hervorragender ärztlicher Kunst« zitiert.

Gibt das alles. liebe Leser, nicht ein wenig zu denken? Müssen wir etwa 500 Jahre warten, ehe ein Bayerl in die »normale Schulmedizin« seinen Einzug hält? Nun, wir halten uns so viel zugute auf das Zeitalter der Ratio, nicht wahr? Wir sagen, wir seien so furchtbar vernünftig, aufgeklärt worden. Wenn dies wirklich stimmt, – ja dann könnte man doch vielleicht eher auf einen Bayerl hören. Unsere derzeitige Gesundheit will schließlich keine »historische Figur« von morgen, sondern einen Heiler, der uns »jetzt« hilft...

LETZTE STATION: BAYERL

Wir haben bisher in diesem Buch immer wieder gelesen, welchen Angriffen Bayerl seitens der Ärzte ausgesetzt war und ist. Hier nun könnte ein falscher Eindruck entstehen. Nämlich der, daß die Ärzte geschlossen gegen den Naturheiler vorgehen. Dem, liebe Leser, ist aber durchaus nicht so! Wenn ich das mir zur Verfügung stehende Dokumentationsmaterial betrachte, dann kann ich eigentlich nur noch ehrlich sagen: Was Johann Bayerl betrifft, so verstehe ich die Welt nicht mehr. Vor allem die schulmedizinische Welt.
Bayerl hat sich mehr und mehr dem Ausheilen von Krebs zugewandt. Heute behandelt er ausschließlich diese Krankheit. Und weil er seitens der Schulmedizin immer wieder angegriffen und verspottet wurde, so nimmt Bayerl nur noch Patienten unter seine Obhut, die ihm von Ärzten »überwiesen« werden. Um die Aktualität dieses Dokumentationsbuches zu unterstreichen veröffentliche ich hier einen Brief vom 23. Februar 1979. Dieses Schreiben richtete Johann Bayerl an die Österreichische Ärztekammer:
»Sehr geehrter Herr Präsident!
In der vergangenen Woche wurde im Österreichischen Fernsehen (Österreich-Bild) berichtet, daß hierzulande sehr viele Frauen an Unterleibskrebs sterben. Nicht nur bloß an Unterleibskrebs sterben sehr viele Menschen, sondern auch an Magen-, Darm-, Leber-, Bauchspeicheldrüsen-, Lungen-, Kehlkopf-, Nieren-, Harnblasen, Prostata-, Knochen-, Drüsen- und Hautkrebs. Das wäre nicht notwendig!
Viele Ärzte, Regierungsmitglieder, Abgeordnete, Industrielle, Menschen aller Berufe und Schichten sterben an Krebs. Von diesen könnten viele geheilt werden.
Sehr geehrter Herr Präsident!
Wie Sie ja wissen, bin ich seit 43 Jahren Heilpraktiker. In diesen langen Jahren habe ich mir ein entsprechendes Wissen und entsprechende Praxis angeeignet. So bin ich auch imstande, den Krebs selbst im entwickelten Stadium noch zu heilen, wenn meine vorgeschriebene Krebstherapie genau durchgeführt wird und der Krebs das Endstadium noch nicht erreicht hat. Oftmals kann ich noch Krebskranke heilen, die von der Schulmedizin schon operiert, bestrahlt oder aufgegeben worden sind. Dies ist aber nur möglich, wenn meine Krebstherapie genau durchgeführt wird. Ansonsten ist bei Krebs nichts mehr zu machen.

Ich habe mit der Pharmazeutischen Fabrik Evers & Co in D–2800 Pinneberg, Siemensstraße 4 einen Lizenzvertrag zur Herstellung meiner Heilmittel und Auswertung meiner Krebstherapie abgeschlossen. Ich habe dieser Firma Unterlagen meiner vollbrachten Krebsheilungen zur Verfügung gestellt. Ich lege auch Ihnen einige Beweise meiner Krebsheilungen bei.

Sehr geehrter Herr Präsident!
Wenn Sie Krebskranke haben und Sie glauben, daß von Seiten der Schulmedizin nichts mehr zu machen ist, dann schicken Sie diese in meine Behandlung und ich werde Ihnen beweisen, daß ich noch so manchen von diesen heilen kann und werde. Ich stehe diesbezüglich der Ärzteschaft jederzeit zu Gesprächen und zur Zusammenarbeit zur Verfügung.
Auch die Krebskranken möchten geheilt werden, was durch meine Krebstherapie möglich ist. Schließlich hat derjenige Recht, der heilt: ob Arzt oder Heilpraktiker.
Die Firma Evers & Co hat als Beweisfindung einige meiner Krebspatienten angeschrieben und fand es auch bestätigt, daß sie von mir geheilt wurden. Ich hoffe, von Ihnen Antwort zu erhalten und grüße Sie inzwischen bestens als

Ihr
Johann Bayerl«

Wieder einmal – wieoft eigentlich schon im Leben dieses Naturheilers? – bat Bayerl um Gehör bei den Ärzten. Er, der Idealist, hat sich in die Idee verbissen, den Menschen zu helfen. Die Menschen von der Todesangst von der Geißel Krebs zu befreien. Denn – Johann Bayerl weiß, was er kann. Und das kann er!
Hier nun kommen wir zum schwierigsten Teil dieser vorliegende Dokumentation. Deshalb ein paar Worte vorneweg.
Sicherlich wird es auch eine Reihe von Kritikern unter den Lesern dieses Buches geben. Menschen, die da behaupten werden:
»Schön und gut, der Bayerl kann ja sagen was er will. Das ist seine Meinung, nichts weiter!«
Nun, ganz so einfach sollten es sich die Kritiker nicht machen. Überlegen wir lieber einmal gemeinsam: Johann Bayerl verlangt von seinen Patienten – vornehmlich aus Österreich –, daß diese von einem Arzt an ihn überwiesen werden. Bayerl, das gebrannte Kind, scheut das Feuer. In einem Land wie Österreich sollte man jetzt meinen, findet sich kein Arzt bereit, »seine Kranken« zu einem an sich gesetzlich verbotenen Heilpraktiker zu schicken. Schon gar nicht zu einem »Phantasten«, der von der Schulmedizin nicht anerkannt wurde.
Irrtum, liebe Kritiker. Auf meinem Schreibtisch liegen Überweisungen von Ärzten in Haufen! Und obwohl diese Menge beachtlich ist, ist sie nur ein Teil all der

Patienten-Überweisungen an Bayerl. Mit vollem Namen und Anschriften der betreffenden Ärzte versehen.
Dieses Dokumentationsmaterial verdeutlicht die Tragödie um Johann Bayerl beträchtlich. Dutzende von Schulmedizinern senden Krebskranke zu Bayerl. Und es klingt phantastisch, wenn ein Dr.K. aus Österreich etwa dieses Schreiben an den Naturheiler richtet:
Sehr geehrter Herr Bayerl!
Empfehle Ihnen meinen Patienten, Herrn F.L. aus S., zu Ihrer Behandlung. Der Patient hatte Bronchialbeschwerden.
Mit freundlichen Grüßen
Ihr Dr. K.«
Sagte ich zuvor »die Tragödie um Bayerl?« Ja, es ist eine! Im Leben dieses Mannes reißt die Spannung nicht ab. Auf der einen Seite der »offizielle Krieg« gegen Bayerl, auf der anderen die zum Teil handschriftlichen Bitten, sich der Patienten von Schulmedizinern anzunehmen. Natürlich sind diese Überweisungsschreiben das, was man unter »Geheimsache« zu verstehen hat. Die Ärztekammern – übrigens auch aus Deutschland und anderen Ländern bitten Bayerl Ärzte immer wieder, sich ihrer Patinenten anzunehmen – würden ihren »schwarzen Schafen« gewaltig auf die Zehen treten, wüßten sie um deren Tun. An anderer Stelle habe ich ja bereits von einem Disziplinarverfahren gegen einen Arzt berichtet. Mich selbst kann ich nun nur noch korrigieren: Möglicherweise ist die Geschichte eines Johann Bayerl gar keine Krimi-story sondern ein Gruselfilm. Vielleicht geht es Ihnen wie mir, liebe Leser, da schreiben bekannte Ärzte ein »Donnerwetter« gegen Heilpraktiker, im besonderen Fall natürlich gegen Johann Bayerl. Nicht weniger bekannte Mediziner bitten dann diesen Mann um Hilfe.
Wir sind hier beim heißesten Eisen dieser gesamten Dokumentation angelangt. Nachstehend werde ich eine große Auswahl jener »Arztschreiben« an Bayerl veröffentlichen, die Ihnen einen kompletten Einblick in das Schaffen des Salzburger Naturheilers von schulmedizinischer Sicht her verleihen. Nur etwas kann ich nicht: Die Namen der schreibenden Ärzte preisgeben. Sie werden meine Gründe gewiß verstehen, liebe Leser. Mit Erscheinen dieses Buches würde es sonst die große »Mediziner-Hatz« geben. Und das wäre nicht im Interesse jener Menschen, denen Ärzte geholfen haben, weil sie sich an Bayerl wandten. Lesen Sie jetzt das »Drehbuch« von anderer Warte:
Eine Ärztin (Fachärztin) am 31. 3. 1976:
»Sehr geehrter Herr Bayerl!
Ich bitte Sie, sich meiner Patientin D.S. anzunehmen. Frau S. befindet sich wegen Brustkrebs seit 16.6.75 in Nachbehandlung. Ich bin leider über die histologische Beschaffenheit des Ca nicht informiert. Es wurden 3 Röntgen-Bestrahlungsver-

suche von je 20 Bestrahlungen im Abstand von 10 Wochen gemacht. Die Mammographie ergab keinen positiven Befund. Darf ich Sie nochmals bitten, sich Frau S. anzunehmen, die übrigens eine liebe Bekannte von mir ist.

       Mit dem Ausdruck meiner vorzüglichsten Hochachtung
                       Dr. . . .«

Ein Arzt am 10.9.1976:
»Bitte höflich um Übernahme der Behandlung des Herrn K.F.aus P. Er leidet an Neoplasma mit Metastasen und wünscht dringend eine Kur bei Ihnen zu machen. Ich danke Ihnen herzlich im voraus und weiß um die Schwierigkeiten Ihrer Aufgabe.

                 In vorzüglicher Hochachtung
                       Dr . . .«

Eine Ärztin (Medizinalrat) am 11.11.1976:
»Auf Wunsch der Patientin O.P.ersuche ich Sie, deren Behandlung zu übernehmen.

                          Besten Dank
                       Med.Rat.Dr. . . .«

Ein Arzt (Gemeindearzt) am 5.9.1978:
»Sehr geehrter Herr Kollege!
  Gegen eine Behandlung Ihrerseits ist meinerseits nichts einzuwenden!
                          Dr. . . .«

Ein Arzt (Gemeindearzt) am 16.Juli 1978:
Sehr geehrter Herr Bayerl!
Frau G. S. hat den Wunsch, sich von Ihnen behandeln zu lassen. Sie hat mir Ihren Brief gezeigt und ich bin gerne damit einverstanden. Anliegend schicke ich Ihnen auch die Fotokopie der Befunde.

                       Mit freundlichen Grüßen
                           Dr. . . .«

Ein Arzt (Kassenarzt) am 18. April 1978:
»Sehr geehrter Herr Bayerl!
Bei Frau S.K. aus O. handelt es sich um eine totale Magenresektion wegen Ca.ventriculi. Patientin wünscht ausdrücklich eine Behandlung durch Sie und wir wollen ihr volles Vertrauen zu Ihnen respektieren und bitten Sie, wenn es Ihnen möglich ist, ihren Wunsch zu erfüllen. Patientin kennt ihre wahre Diagnose und setzt eben ihre letzte Hoffnung auf Sie. Die Überweisung an Sie erfolgt auf ausdrücklichen Wunsch der Patientin und in voller Übereinstimmung mit den nächsten Verwandten (Gatten und 3 erwachsenen Kindern)

                          Hochachtungsvoll
                            Dr. . . .

Ein Arzt am 12.1.1978:
»Sehr geehrter Herr Bayerl!
Ich erlaube mir Ihnen den Pat. Herrn H. J. zur Behandlung zu überweisen. Es handelt sich um ein Recidiv eines Rectumcarcinoms (Adenocarcinom) und Zustand nach Radiatio. Der Patient erhielt seit seiner Erstoperation Helixor.
                                                Mit freundlichen Grüßen
                                                                               Dr....«

Eine Ärztin (Gemeindeärztin) am 2.5.1978:
»Auf Wunsch der Pat. Frau R.K. zur natürlichen Behandlung. Frau K. ist bereit, sich von Ihnen behandeln zu lassen. P.S.: Ich würde bereit sein, Frau K. dann bei mir weiterzubehandeln.
                                                Mit freundlichen Grüßen
                                                                               Dr....«

Ein Arzt am 18.August 1976:
»Ärztliche Bestätigung.
Ärztlicherseits wird bestätigt, daß Pat. H.P. aus W. an einem fortgeschrittenen Ovarialkarzinom mit ausgedehnter Netzinfiltration bei Ascitesbildung leidet. Eine seinerzeit durchgeführte Bauchoperation bestätigte obenstehende Diagnose. Eine postoperative Bestrahlungsserie wurde begonnen und sollte später fortgesetzt werden. Auf die Möglichkeit eines Auftretens eines Subileus wurde klinischerseits hingewiesen. Gegen eine Behandlung durch das Naturheilverfahren von Naturheilpraktiker Herrn Johann Bayerl in Salzburg besteht ärztlicherseits kein Einwand.
                                                                                                               Dr....«

Eine Ärztin am 4.8.1977:
»Sehr geehrter Herr Bayerl!
Bitte, wenn möglich, um Hilfe für Frau M.H. Diagnose: Vor 1 Jahr Lungencarcinom. Operation, Nachbestrahlungen. Jetzt vermutlich Recidiv.
                                                                  Mit besten Grüßen
                                                                               Dr....«

Ein Arzt am 24.9.1977:
»Auf Verlangen meiner Patientin erkläre ich mich mit einer Behandlung von Frau R.R. nach Ihrer Naturheilmethode, Herr Bayerl, einverstanden.
                                                                                                       Dr....«

Ein Dozent Dr. med. in einem Krankenhaus am 15.6.1977:
»Sehr geehrter Herr Bayerl!
Herr S.S. ist von mehreren Ärzten untersucht und angeblich auch erfolglos behandelt worden und möchte sich aus diesem Grunde zu Ihnen in Behandlung begeben.

Überweisungsschein

Dieser Schein ist 14 Tage, vom Ausstellungstag an gerechnet, gültig.

Immer wieder wurde Bayerl von den Ärztekammern angegriffen und von Gerichten wegen unerlaubter Ausübung der Heilpraxis verurteilt. Trotzdem sandten ihm Ärzte aus Österreich, Deutschland, der Schweiz und vielen anderen Ländern ihre Patienten. Selbst das Verlangen Bayerls nach Überweisungsscheinen wurde erfüllt. Aus dokumentarischen Gründen hier einige solcher Scheine. Selbstverständlich wurden die Namen dieser Ärzte und Patienten unkenntlich gemacht.

Dr. univ. med. ███████

Ordination: ███████

Rp.

Herrn Johann Bayer, Bezug,

Bitte um einen Ernährungsvorschlag (lt. u. Anweisung)
für Herrn

Ing. T███ K███
erbeten.

Brorben Paech ;

IX. 65

Ärzte wandten sich handschriftlich an den Naturheilkundigen um Ernährungsvorschläge und Therapie für den Patienten.

Er ist heute bei mir vorstellig geworden und hat mich gebeten, ihn an Sie zu überweisen.

Ich muß dazufügen, daß ich den Patienten selbst nicht kenne und auch über seine Krankheit nicht Bescheid weiß, doch bin ich der Ansicht, daß man in jedem Fall seinem Wunsch entsprechen sollte. Er hat mir gesagt, daß Sie eine Behandlung nur dann vornehmen, wenn er eine entsprechende Zuweisung von einem Arzt vorweisen kann. Ich ersuche Sie also, Herrn S.S. zu behandeln.

Hochachtungsvoll
Doz. Dr. . . .
Allgem. öffentl. Krankenhaus

Ein Arzt (Kurarzt) am 17.12.1976:
»Sehr geehrter Herr Bayerl!
Mir der Behandlungsübernahme meiner Patientin, Frau K.K. aus S. bin ich durchaus einverstanden, und ich würde Sie bitten mich über Ihre Behandlung zu informieren.

Hochachtungsvoll
Dr. . . .
Kur- und Facharzt

Ein Arzt am 26.4.1976:
»Sehr geehrter Herr Bayerl!
Herr F.O. aus N. in der BRD möchte sich ausschließlich von Ihnen behandeln lassen und ich ersuche Sie, die Behandlung zu übernehmen.

Hochachtungsvoll
Dr...

Ein Arzt (Medizinalrat) am 5.8.1976:
»Sehr geehrter Herr Bayerl!
Meine Patientin Frau M.S. aus K. will auf ihren eigenen ausdrücklichen Wunsch von Ihnen behandelt werden.
Diagnose: Ca des Colon sigmoides, ausgedehnte Metastasen im ganzen Abdomen, Cerebrum, Ascites. Zustand nach Rectum und Sigmarsektion und Extirpation beider Adnexe.

Hochachtungsvoll
Dr. . . .

Ein Arzt (Gemeindearzt) am 1.10.1976:
»An Herrn Bayerl in Salzburg!
In der Anlage sende ich die Krankengeschichte der Frau J.S., welche wegen eines fortgeschrittenen Mamca. operiert wurde. Wohlmeinende Nachbarn haben der Frau Hoffnung machen wollen und ihr Ihre Adresse gegeben. Ich will diesen

Zwirnfaden nicht abschneiden, umsomehr als ich überhaupt nicht weiß, wer Sie sind und was Sie wollen.
Bestehen bereits Lebermetastasen, was anzunehmen ist, dann ist mir keine Methode bekannt, die diese rückläufig machen könnte. Bestehen aber keine Metastasen, dann glaube ich, hat auch diese Schulmedizin genug Methoden um die Pat. wieder gesund zu machen.
Ich nehme zu dieser Aktion keinerlei Stellung, ich tue es nur, weil man der Pat. diese Hoffnung gemacht hat und ich ihrem Verlangen nachgebe.

Hochachtungsvoll
Dr....
Gemeindearzt«

Ein Arzt am 26.11.1975:
»Herrn
Johann Bayerl
Fachkundiger für Naturheilverfahren
Salzburg – Liefering
Herr G.S., mein Patient, leidet an einem metastasierendem Melanom und es wurden die Möglichkeiten der Schulmedizin wie Diagnosestellung und Bestrahlungstherapie praktisch erschöpft. Ich ersuche Sie daher, mit mir die weitere Betreuung zu übernehmen.

Mit herzlichen Grüßen!
Dr....«

Ein Arzt am 4.9.1975:
»Herrn Johann Bayerl, Salzburg.
Bitte um einen Ernährungsvorschlag (beziehungsweise Anweisung) für Herrn Ing. T.K. aus B.

Besten Dank
Dr....«

Ein Arzt (Medizinalrat) am 31.7.1975:
»Sehr geehrter Herr Bayerl!
Bitte um Untersuchung und Behandlung der Frau G.Z. aus I. wegen ihrer chron. Mastopathie bds.

Hochachtungsvoll
Dr....
Kassenarzt«

Ein Arzt (Facharzt) am 24.6.1977:
»Sehr geehrter Herr Bayerl!
Auf ausdrücklichen Wunsch der Angehörigen (Ehegatte) übersende ich Ihnen den für Ihre weitere Behandlung notwendigen Befundbericht über meine

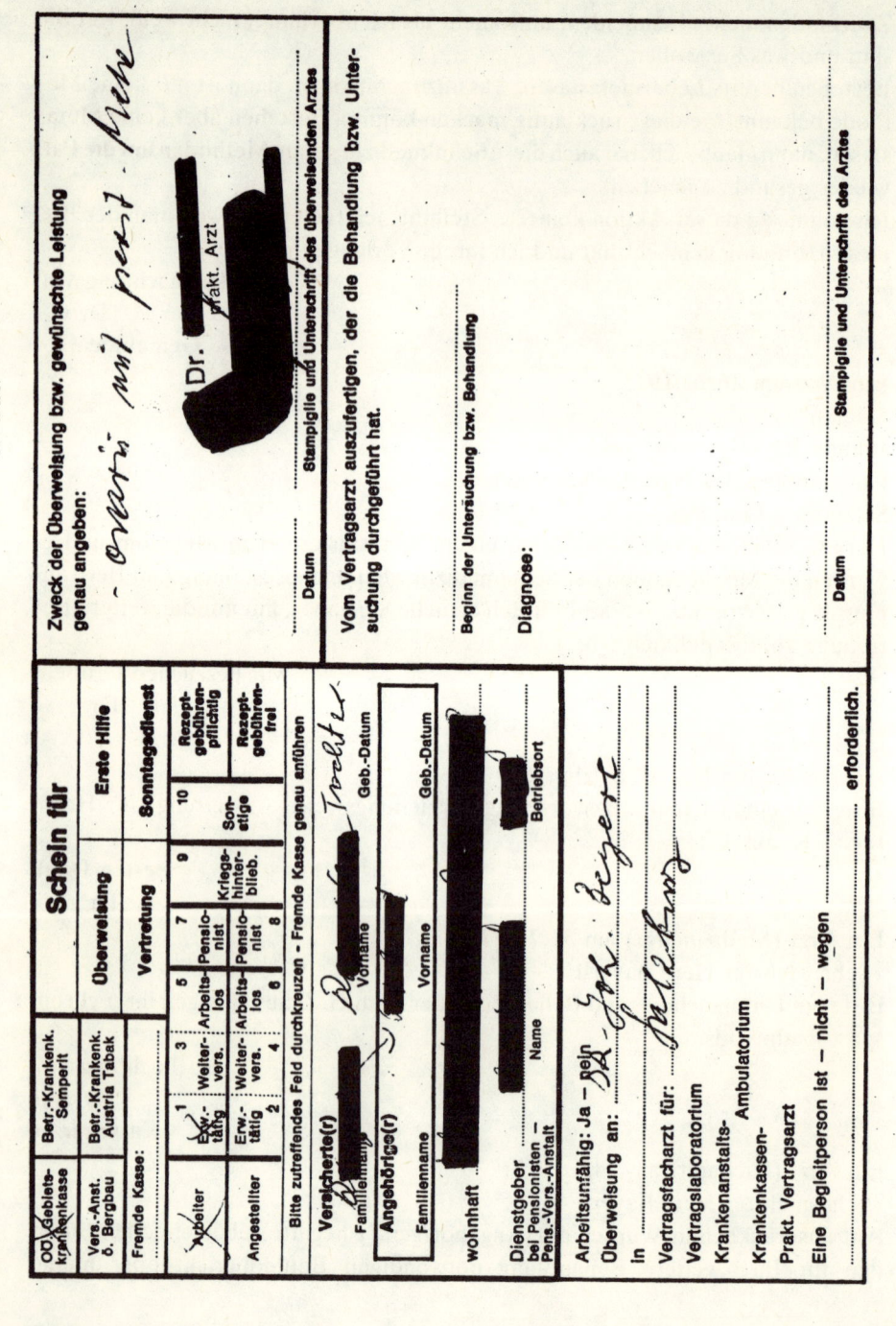

OÖ.Gebiets-krankenkasse	Betr.-Krankenk. Semperit			**Schein für**					
Vers.-Anst. ö. Bergbau	Betr.-Krankenk. Austria Tabak			Überweisung		Vertretung		Erste Hilfe	
Fremde Kasse:								Sonntagsdienst	
	Erw.-tätig 1	Welter-vers. 3	Arbeits-los 5	Pensio-nist 7			9	Rezept-gebühren-pflichtig	
×Arbeiter									
Angestellter	Erw.-tätig 2	Welter-vers. 4	Arbeits-los 6	Pensio-nist 8	Kriega-hinter-blieb.		Son-stige 10	Rezept-gebühren-frei	

Bitte zutreffendes Feld durchkreuzen – Fremde Kasse genau anführen

Versicherte(r) ....Troeltev.............. Geb.-Datum ....
 Familienname   Vorname

Angehörige(r) .... Geb.-Datum ....
 Familienname   Vorname

wohnhaft .... Name .... Betriebsort

Dienstgeber
bei Pensionisten –
Pens.-Vers.-Anstalt

Arbeitsunfähig: Ja – nein ..Joh. Seb. Beigert..............
Überweisung an: ....Julliano................
in ....
Vertragsfacharzt für: ....
Vertragslaboratorium
Krankenanstalts- Ambulatorium
Krankenkassen-
Prakt. Vertragsarzt
Eine Begleitperson ist – nicht – wegen .... erforderlich.

Zweck der Überweisung bzw. gewünschte Leistung genau angeben:

– Gratis mit prakt. Arzt

████ Dr. ████
████ prakt. Arzt
████

....
Datum   Stampiglie und Unterschrift des überweisenden Arztes

Vom Vertragsarzt auszufertigen, der die Behandlung bzw. Untersuchung durchgeführt hat.

Beginn der Untersuchung bzw. Behandlung

Diagnose:

....
Datum   Stampiglie und Unterschrift des Arztes

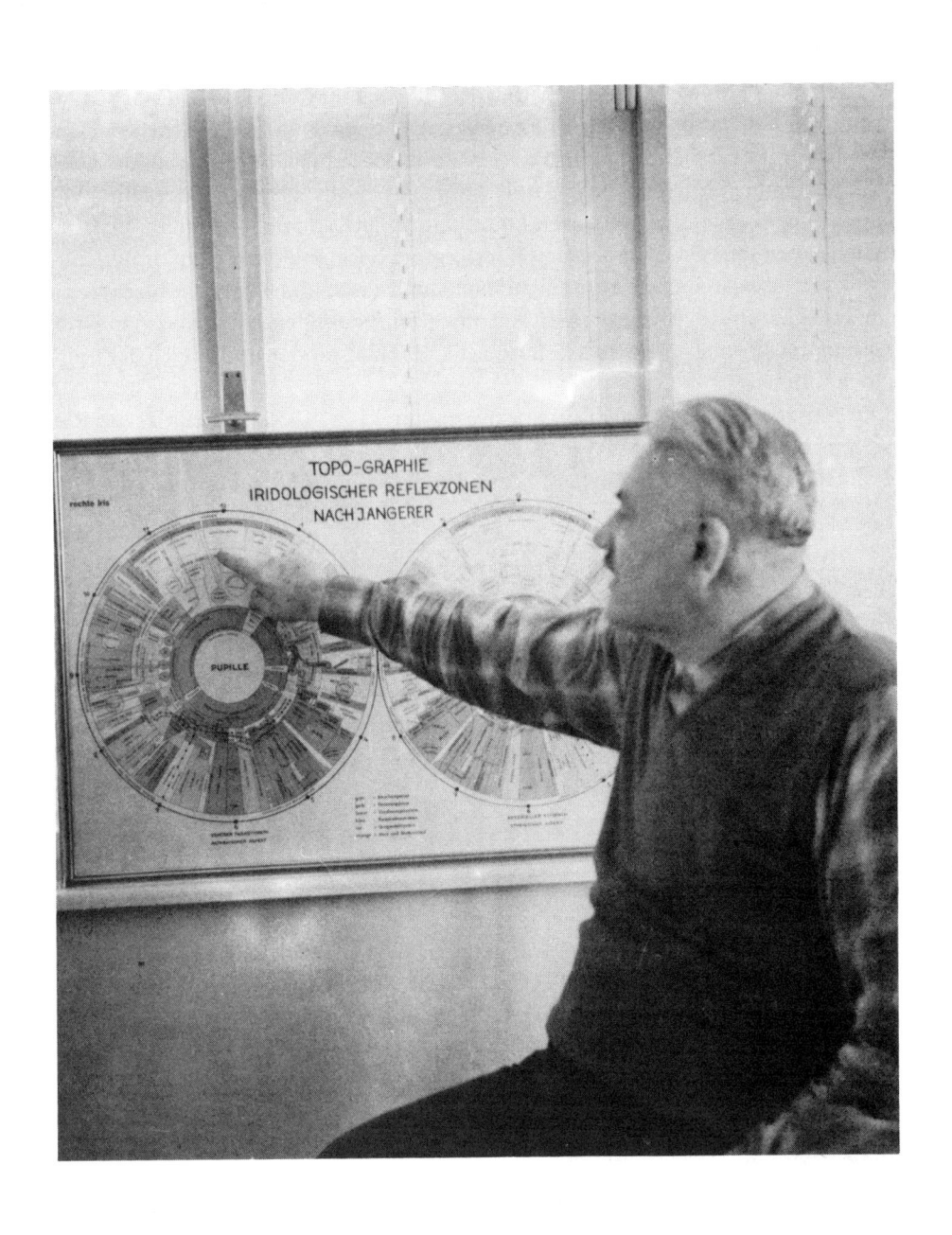

Mit Hilfe der Augendiagnose liest Johann Bayerl die Krankheiten aus seinen Patienten ›heraus‹.

Pat.H.S. Die Pat. war erstmal am 12.1.1977 in meiner Ordination zur Gyn.-Untersuchung, dabei konnte ich einen mir verdächtigen Tumor im kleinen Becken feststellen, worauf ich Pat. sofort wegen Verdacht auf Ovarialtumor an die Gyn. Abteilung überwiesen habe. Von dort wurde Pat. nach entsprechender Durchuntersuchung wegen eines unklaren Unterbauchtumors an die allgemein.-chirurg. Abteilung überstellt. Am 14.2.1977 erfolgte die Laparatomie (explorativ) Befund: Diffuse carcinosis peritonei mit Netzmetastasen und multiplen Metastasen im Douglas sowie Ascites. Hist: Netzmeta. eines soliden bis drüsig-papilären Carcinoms (Primärgeschwulst könnte sich unter Umständen im Bereich der Eierstöcke finden).
Die Entlassung von der Chirurgie erfolgte am 23.2.1977 ungeheilt. Habe Pat. seither nicht gesehen.
P.S.: Pat. ist über ihren Zustand bezw. Diagnose nicht aufgeklärt.

Mit freundlichen Grüßen
Dr. . . .
Facharzt«

Ein Arzt (Primarius) 7,7.1975:
»Sehr geehrter Herr Bayerl,
Wunschgemäß stelle ich Ihnen frei Frau A.St. mit Naturheilmethoden zu behandeln. Dies umsomehr als jede weitere Strahlentherapie verweigert worden war und eine chirurgische Therapie ebensowenig in Frage kommt wie eine cytostatische.

Dr. . . .
Primararzt«

Ein Arzt am 28.6.1978:
»Bestätigung!
Ich bin als behandelnder Arzt einverstanden, daß meine Patientin Frau E.P. wegen ihres Leidens auch die Hilfe eines Heilpraktikers in Anspruch nimmt. Die Behandlung nach den Richtlinien der Schulmedizin soll allerdings dadurch nicht behindert werden.

Dr. . . .
Medizinrat«

Eine Ärztin am 4.10.1974:
»Lieber Herr Bayerl!
Erbitte – wie telefon. vereinbart – Begutachtung und Therapie für Frau G.R. aus P.

Herzliche Grüße
Dr....«

Ein Arzt am 11.10.1974:
»Frau G.M. wurde heute von mir untersucht. Ich bitte Herrn Bayerl um Übernahme der Behandlung.
Dr....«

Ein Arzt am 1.7.1975:
»Sehr geehrter Herr Heilpraktiker Bayerl.
Bitte um Naturheilbehandlung auf Wunsch der Patientin S.W.wegen Krebs.
Mit bestem Dank
Dr....«

Ein Arzt (Medizinrat) am 3.2.1976:
»Herrn Johann Bayerl,
Frau M.H. aus F. möchte sich von Ihnen behandeln lassen. Ich erkläre, daß dem ärztlicherseits kein Hindernis im Weg steht.
Dr....
Medizinalrat«

Ein Arzt am 25.9.1974:
»Sehr geehrter Herr Bayerl!
Wunschgemäß empfehle ich Ihnen Frau M.H. aus W. zur Behandlung.
Mai 1973 an Darmtumor operiert worden
Mit freundlichen Grüßen
Dr....«

Ein Arzt am 8.1.1975:
»Sehr geehrter Herr Bayerl!
Ich möchte Sie ersuchen, die Behandlung der Patientin Z.K. aus V. zu übernehmen.
Hochachtungsvoll
Dr....«

Eine Ärztin am 28.1.1977:
»Ärztliche Bescheinigung:
Hierdurch wird bescheinigt, daß bei Frau G.M. aus R. gegen eine Behandlung durch Herrn Johann Bayerl keine Bedenken bestehen. Diagnose: Zustand nach 2 Bandscheibenoperationen und Bauchoperation wegen Verwachsungen.
Mit freundlichen Grüßen
Dr....«

Ein Arzt am 29.12.1976:
»Zur Vorlage bei Herrn Bayerl:
Ersuche um Behandlungsversuch des Ehepaares G. bei Sterilität.
Ergebenst
Dr....«

Überweisungsschein

Gilt 14 Tage ab Ausstellungstag.

Diagnose:

Überweisung an: prakt. Vertragsarzt*) Johann Bayer
Vertragsfacharzt für Wahlpraktiker
Ambulanz des Krankenhauses Krankenhaus Bad
Kassenambulatorium
*) Gilt nur bei Wohnortwechsel des Versicherten und bei Vertretung des prakt. Vertragsarztes bei Krankheit.

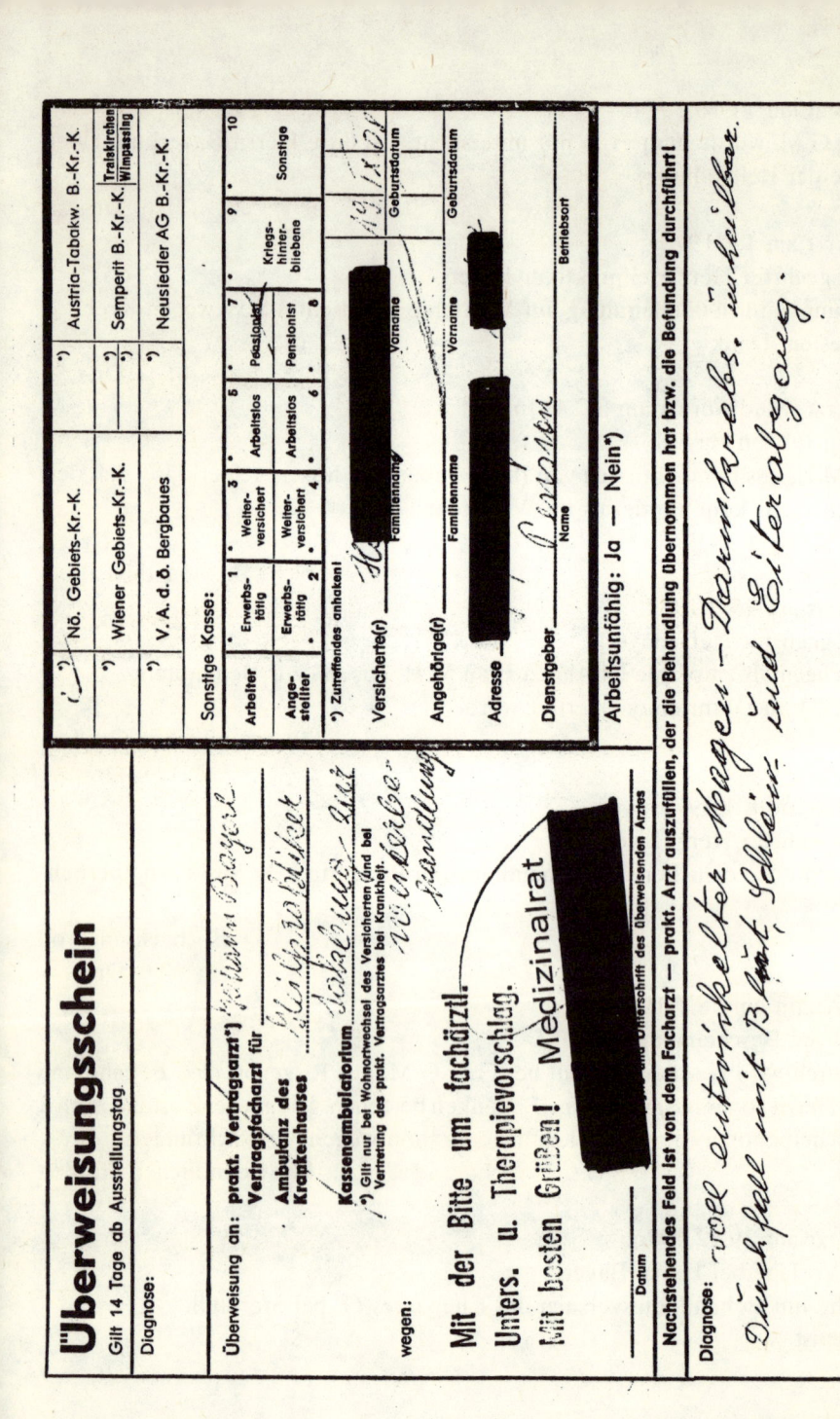

wegen: Weiterbehandlung

Mit der Bitte um fachärztl.
Unters. u. Therapievorschlag.
Mit besten Grüßen! Medizinalrat

_____ _____
Datum   und Unterschrift des Überweisenden Arztes

Behandlungsbeginn am _____

Nachstehendes Feld ist von dem Facharzt — prakt. Arzt auszufüllen, der die Behandlung übernommen hat bzw. die Befundung durchführt!

Diagnose: V.a.R. entzündeter Magen – Darmkrebs, unheilbar. Durchfall mit Blut, Schleim und Eiterabgang.

	*) NÖ. Gebiets-Kr.-K.	*) Austria-Tabakw. B.-Kr.-K.	Trafikleher.
	*) Wiener Gebiets-Kr.-K.	*) Semperit B.-Kr.-K.	Wimpassing
	*) V. A. d. ö. Bergbaues	*) Neusiedler AG B.-Kr.-K.	

Sonstige Kasse:

	1	3	5	7	9	10
Arbeiter	Erwerbs-tätig	Weiter-versichert	Arbeitslos	Pensionist	Kriegs-hinter-bliebene	Sonstige
Ange-stellter	Erwerbs-tätig 2	Weiter-versichert 4	Arbeitslos 6	Pensionist 8		

*) Zutreffendes anhaken!

Versicherte(r) _____ _____ _____
                Familienname   Vorname   Geburtsdatum

Angehörige(r) _____ _____ _____
                Familienname   Vorname   Geburtsdatum

Adresse _____

Dienstgeber _____ _____
              Name   Betriebsort

Arbeitsunfähig: Ja — Nein*)

_____
Stempiglie und Unterschrift des Arztes

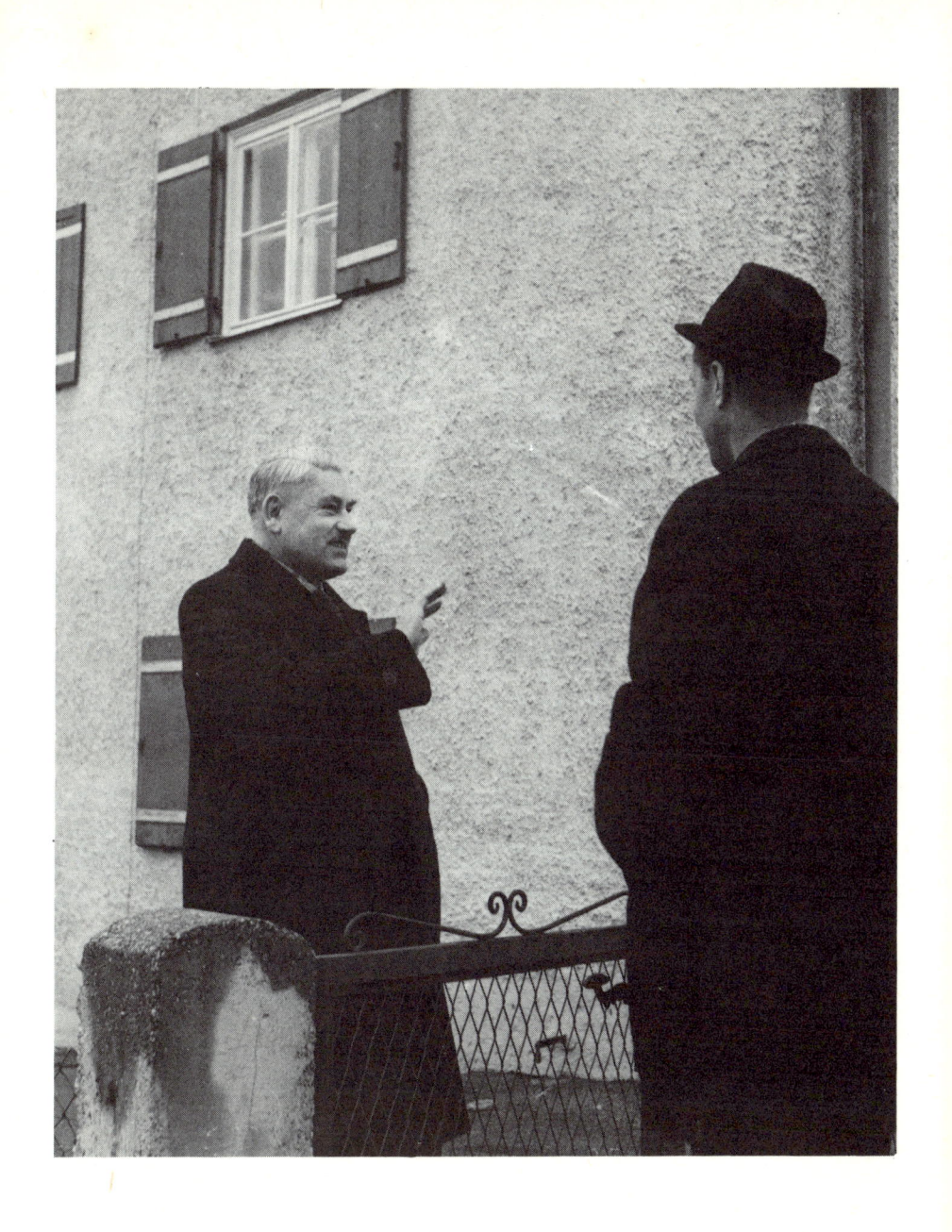

*An der Gartenpforte weist Bayerl österreichische
Patienten, die keine ärztliche
Überweisung an ihn haben, in jedem Fall ab.*

Ein Arzt (Facharzt) am 19.12.1978:
»Sehr geehrter Herr Bayerl!
Auf Wunsch meines Patienten, überweise ich Ihnen Herrn R.H. aus W. zur Untersuchung und eventuellen Behandlung seiner langanhaltenden Magen- und Darmbeschwerden, sowie teilweise auftretenden Kopfschmerzen.

                                  Mit freundlichen Grüßen
                                              Dr. . . .
                                              Facharzt«

Ein Arzt am 10.11.1977:
»Sehr geehrter Herr Bayerl!
Empfehle Ihnen meinen Patienten, Herrn F.L. aus B. zu Ihrer Behandlung. Der Patient hatte Bronchialbeschwerden.
Mit freundlichen Grüßen Ihr

                                                        Dr. . . .«

Ein Arzt aus der BRD am 13.9.1977
»Sehr geehrter Herr Bayerl!
Ich würde Sie bitten, die Pat. F.I. aus R. zu behandeln.
Mit bestem Dank

                                              Dr. . . .
                                          Betriebsarzt«

Ein Arzt (Facharzt) am 11.8.1978:
»Sehr geehrter Herr Bayerl!
Bitte um Annahme meines Patienten Herrn W.U. mit chronischen Magenbeschwerden.
Mit freundlichen Grüßen

                                                      Dr. . . .
                                          Facharzt«

Ein Allg.-Öffentl. Krankenhaus am 20.6.1977:
»Sehr geehrter Herr Bayerl!
Herr F.J. möchte mit seinem Darmleiden sich von Ihnen behandeln lassen.

                                               Hochachtungsvoll
                                              Doz.Dr. . . .
                                              Allgem.öffentl.
                                              Krankenkaus«

Ein Arzt (Medizinalrat) am 5.9.1976:
»Herrn Johann Bayerl!
Herr H.K. laufend in Kontrolle an der I.med.Klinik, derzeit gebesserte Leberbe-

funde aufweisend, wird wegen Darmuntersuchung Ihre Diagnose erbitten. Darf ich um kurze Rückmitteilung ersuchen und erfolgte Behandlung.

Mit freundlichen Grüßen
Dr. . . .
Medizinalrat«

Ein Arzt am 2.12.1978:
»Herrn Johann Bayerl – Heilpraktiker in Salzburg.
Ich bin einverstanden, daß Herr W.S. auch von einem Heilpraktiker behandelt wird.

Dr. . . .
Medizinalrat – Gemeindearzt

Ein Arzt am 8.1.1979:
»Erbitte Weiterbehandlung (Lungenkrebs) der Frau R.W.

Dr. . . .«

Ein Univ.-Dozent und Arzt am 4.Juli 1978:
»Herrn Johann Bayerl in Salzburg!
Es besteht kein Einwand dagegen, daß Sie Frau F.G.einer Tee- und Arzneibehandlung zuführen.

Univ.-Doz.Dr. . . .«

Ein Arzt am 15.12.1978:
»Sehr geehrter Herr Bayerl!
Bitte um Anhörung der Pat. Frau E.L. aus F. und Erstellung einer Therapie mit Naturheilverfahren. (Dg. Stat.p. malign. Adnex-Tumoren, Operat 1971)
Besten Dank und herzliche Grüße

Dr. . . .

Ein Arzt am 10.10.1978:
»Herrn Johann Bayerl, Salzburg.
Ersuche Herrn F.H.untersuchen und wenn notwendig weiter zu behandeln.

Dr. . . .«

Den Reigen solcher und ähnlicher Schreiben könnte ich nun nahezu unendlich fortsetzen. Schon deshalb, weil täglich neue Patienten mit neuen Überweisungungen zu Johann Bayerl kommen. Und nicht nur das, Ärzte selbst ließen sich bereits von dem Salzburger helfen und heilen . . .

AUS BAYERLS REZEPTBÜCHLEIN

Heute beschäftigt sich Johann Bayerl nur noch ausschließlich mit Krebs-Kranken. In seiner früheren Praxis als Heilpraktiker behandelte er auch andere Patienten. Um nun das Bild dieses Mannes ein wenig abzurunden, schauen wir doch auch einmal kurz bei dem Bayerl von gestern vorbei. Nachstehend einige Naturheilverfahren, die Bayerl am häufigsten zum Einsatz brachte:
- ASTHMA- UND BRONCHITIS.

Bei diesen Leiden muß der Erkrankte darauf achten, daß Brust und Rücken stets fleißig durchwärmt werden. Solcherart löst sich der Schleim rascher und leichter um ausgehustet werden zu können. (Übrigens verweist Bayerl darauf, daß alle Erkrankungen durch dauernde und gründliche Erwärmung einer schnelleren Heilung zugeführt werden). Hier nun ein Teerezept für obiges Leiden:

3 Gramm Anis
3 Gramm Fenchel
8 Gramm Lindenblüten
8 Gramm Süßholz
6 Gramm Pfefferminze
12 Gramm Lungenkraut
20 Gramm Königskerzenblüten
10 Gramm Eibischwurzel
10 Gramm Huflattich
10 Gramm Spitzwegerich.

Von dieser Mischung wird ein Teelöffel voll kurz aufgekocht und dann ziehen lassen. Der Tee soll warm und ohne Zucker getrunken werden.
- SODBRENNEN

Dieses ist die Folge davon, daß der Mensch zu wenig Magensäure hat. Dadurch wird der Organismus zu wenig zur Tätigkeit angeregt. Nun produziert die Leber zu wenig Galle und das Fett wird nicht ausreichend aufgelöst. Die unaufgelösten Fettsäuren äußern sich dann eben als Sodbrennen.

Will man Abhilfe schaffen, dann greift man zur Kalmus- und Angelikawurzel. Diese Wurzeln können als Tee getrunken aber auch gekaut werden. Übrigens sind beide Wurzeln auch appetitanregend.

- **NAHRUNGSMITTELVERGIFTUNG**
In diesem Fall hilft Tausendguldenkrauttee. Der Tee freilich trinkt sich nicht gut und dem Vergifteten wird nach dessen Genuß entsetzlich übel. Keine Angst, diese Übelkeit ist zum Wohl des Betroffenen. Hat man den Tee getrunken, dann muß man erbrechen und bekommt Durchfall. Auf diese Weise wird das Gift aus dem Körper aber ausgeschieden.

- **NIERENERKRANKUNGEN**
In diesen Fällen empfiehlt Bayerl nachstehende Naturheilmittel: Zinnkraut, Birkenblätter, Taubnessel, Odermening, Hagebutte, Brennessel und Kamille. Hier darf man nicht vergessen, die Nieren ständig gut durchwärmt zu halten.

- **LEBER- UND GALLENERKRANKUNGEN**
Zunächst gute Tees: Schöllkraut und Löwenzahnwurzel. Zu beachten ist aber auch, daß nichts Kaltes getrunken wird. Auf den Genuß von fettem Essen muß verzichtet werden, ebenso auf Süßigkeiten aller Art. Wiederum empfiehlt auch jetzt Bayerl, daß die Leber stets gut durchwärmt sein muß. Am besten ist eine feuchte Wärme. Das gleiche trifft auch bei Drüsenerkrankungen zu. Bei Drüsenerkrankungen sollte man Ringelblumen-, Mariendistel- und Walnußblättertee trinken.

- **RHEUMASCHMERZEN**
Verstärken sich diese Schmerzen bei Ruhe und Wärme, dann muß man Brennessel-Tee trinken. Die betroffenen Stellen werden mit einer Kampfersalbe gut massiert. Rheumakranke dürfen kein Fleisch, Obst und Obstprodukte, Obstsäfte und Süßigkeiten zu sich nehmen!

- **NERVENSCHMERZEN**
Hier braucht man Ruhe und Wärme. Die betroffenen Stellen werden mit einer Mentholsalbe eingerieben und gründlich massiert. Durchwärmung spielt, um es nochmal zu sagen, eine große Rolle!

Aber, wie schon an anderer Stelle wiederholt gesagt: Heute hat sich Bayerl nur mehr dem Kampf gegen Krebs verschrieben.
Und in diesem Sinne richtete er auch am 6. Dezember 1978 ein Schreiben an den Univ.-Prof.Dr. Wolfgang Mayhöfer, den leitenden Arzt am Zentrum für Dermatologie, Andrologie und Venerologie an der Klinik der Justus Liebig-Universität in Gießen:
»Sehr geehrter Herr Professor Dr. Mayhöfer!
Vor zwei Wochen habe ich Ihnen einen Brief geschrieben, in dem ich als Heilpraktiker, Krebsforscher und Krebsheiler Stellung genommen habe.
Eine Antwort erhielt ich nicht! Ich hatte Ihnen in diesem Brief mitgeteilt, daß ich auch von den Ärzten Operierte, Bestrahlte und von der Schulmedizin aufgegebene Krebskranke noch heilen konnte und die Beweise sind ja da.

Können Sie sich das vorstellen, daß ich solche Krebskranke heilen konnte, denen die Schulmedizin nicht mehr helfen konnte?
Ich hatte der österreichischen und der deutschen Ärzteschaft – auch Frau Dr. med. Mildred Scheel – angeboten, Krebskranke unter der Aufsicht von Ärzten heilen zu wollen. Meine Angebote wurden abgelehnt!
Welchen Grund hat die Ärzteschaft, mein diesbezügliches Angebot abzulehnen?
Warum müssen sich die Krebskranken von den Ärzten mit Stahl und Strahl zu Tode kurieren lassen, wenn das nicht notwendig ist und die Krebskranken mit meiner Naturheilmethode ohne Körperverletzung geheilt werden können? Ich stehe doch den Fachleuten jederzeit zu solchen Gesprächen zur Verfügung. Ich wäre auch bereit, die Ärzte an Hand von Krebspatienten in meine positive, erfolgreiche Krebstherapie einzuführen.
Es geht doch nicht an, daß die vielen Krebskranken nur wegen der Unwissenheit der Schulmedizin auf dem Gebiet des Krebses sterben müssen, die durch mein Fachwissen und Naturheilverfahren geheilt werden könnten!
Was hat die Schulmedizin für einen Grund, meine positiven Krebsheilungen nicht anerkennen zu wollen?
Ich glaube, daß Ihnen dieser Grund bestimmt bekannt sein wird. Gerne möchte ich Sie um Ihre Antwort bitten.

Mit freundlichen Grüßen
Johann Bayerl«

Muten solche Briefe nicht wie ein Aufschrei an, liebe Leser?
Der immerwährende Aufschrei eines Mannes, der den Menschen helfen möchte. Helfen, mit aller ihm zur Verfügung stehenden idealistischen Verbissenheit. Und – dem man einfach kein Gehör schenkt. Kurz zuvor habe ich Ihnen eine Auswahl von Arzt-Schreiben an Johann Bayerl angeführt. Diese verdeutlichen einmal mehr den Widerspruch um Johann Bayerl. Auf der einen Seite ist es just die Schulmedizin, die sich an den Naturheiler wendet und auf der anderen Seite ist es wiederum diese Schulmedizin, die über ihn und seine Arbeit hinwegsieht.
Und so nimmt es dann nicht Wunder, wenn Bayerl auch an Prof.Dr. Julius Hackethal am 23. Dezember 1978 schreibt:
»Sehr geehrter Herr Professor Hackethal!
Wenn ich Ihnen heute schreibe, dann dies aus dem Grund, weil auch ich ganz Ihrer Meinung bin.
Die Krebskrankheit ist keine lokale Erkrankung sondern eine Infektionskrankheit, die durch falsche Ernährung und Lebensführung entsteht. Sie hat in Magen und Darm ihren Ursprung. Aus diesem Grunde kann Krebs auch nicht durch Stahl und Strahl geheilt werden. Die Krebserreger, die in Magen und Darm ihren

Sitz haben, und von da aus über den Blutweg ihr Unwesen zu den anderen Organen treiben, müssen auch in Magen und Darm vernichtet werden, wenn der Krebs überhaupt geheilt werden soll. Dies bin ich zu leisten imstande.
Wer glaubt, den Krebs durch Stahl und Strahl bekämpfen zu können ist in der Krebsbekämpfung ein Laie. Es ist erwiesen, daß noch kein Krebs, auch im frühesten Stadium, durch diese beiden Methoden geheilt worden ist. Ich hatte ja den Ärzten in Österreich und Deutschland angeboten, Krebskranke unter der Aufsicht von Ärzten heilen zu wollen. Meine Angebote wurden überall abgelehnt. Das ist der Beweis, daß diese naturheilfeindlichen Ärzte das Geschäft mit dem Krebs machen und die Krebsheilung durch das Naturheilverfahren zielbewußt sabotieren. Dazu gehören auch die Gesundheitsbehörden. Ich habe schon sehr viele operierte, bestrahlte und von der Schulmedizin aufgegebene Krebskranke noch geheilt und die Beweise sind da. Nur die naturfeindlichen Ärzte und Gesundheitsbehörden sind die Mitverantwortlichen, wenn den Krebskranken nicht auch auf andere Weise geholfen werden kann. Außerdem entsteht für den Patienten ein beträchtlicher finanzieller Schaden. Ich würde Ihnen im Kampf gegen die Schulmedizin mit konkreten Beweisen in der Krebsbekämpfung zur Verfügung stehen.

Mit freundlichen Grüßen
Ihr
Johann Bayerl«

Ehe ich mich an das Schreiben des vorliegenden Buches machte, habe ich mit Bayerl Gespräche geführt, Tonbandaufzeichnungen getätigt und Stöße von Unterlagen überprüft. In Fotokopie sind alle im Verlauf dieser Dokumentation angeführten Beweisstücke in meinem Besitz. Aus wohl einleuchtenden Gründen wurden verschiedentlich die Namen von Ärzten und Patienten weggelassen. Ja selbst die Wohnorte führte ich nicht an, denn handelt es sich um einen kleinen Ort, dann wäre es ziemlich einfach, den oder die Zitierte herauszufinden. Diese Menschen spielen jedoch im Zusammenhang mit dieser Dokumentation keine Rolle. Und ich möchte sie schon gar nicht dem Neugierigkeitsbedürfnis anderer preisgeben.
Aus einem zusammenfassenden Gespräch mit Bayerl möchte ich hier aber nochmals die wesentlichen Punkte in komprimierter Form wiedergeben.
»Herr Bayerl, kann ein einmal ausgeheilter Krebs wiederkommen?«
Bayerl: »Auch im Falle einer Ausheilung bleibt die Tatsache bestehen, daß der Mensch sein gesamtes Leben für Krebs anfällig bleiben wird. Will er sich also nicht neuerlich der Gefahr einer Erkrankung aussetzen, dann muß man sich vor falscher Ernährung schützen. Aus diesem Grunde habe ich ja meinen Diätplan

entworfen. Die richtige Ernährung ist ungeheuer wichtig, denn sie ist die beste Medizin, die den Körper gesund erhält!«
»Sie haben doch auch schon Ärzte vom Krebs geheilt, nicht wahr?«
Bayerl: »Ja. Da war ein Fall. Ich habe einen Chefarzt in Wien geheilt, der von seinen Kollegen operiert und aufgegeben worden ist. Diese Tatsache habe ich Herrn Professor Dr. Fellinger mitgeteilt, in der Hoffnung, damit einen schlagkräftigen Beweis geliefert zu haben. Leider habe ich nicht gewußt, daß diese Heilung eines Arztes verboten war. Jener Patient hat dann von dem besagten Professor einen strengen Verweis bekommen und er darf heute nicht mehr sagen, daß ich ihn vom Krebs geheilt habe!«
»Haben Sie sich mit Professor Fellinger einmal unterhalten zum Thema Krebsheilung?«
Bayerl: »Natürlich. Professor Fellinger ist ja Präsident des Obersten Sanitätsrates. An der Wiener Universitätsklinik habe ich mit ihm und Professor Wrba gesprochen. Beide Mediziner waren nicht in der Lage, mir mein Wissen über den Krebs beweisend widerlegen zu können. Anerkennen wollen sie es aber auch nicht. Das ist natürlich alles ein Jammer, denn während dieses Kampfes müssen immer mehr Krebskranke eine bittere Rechnung bezahlen!«
»Ist der Arzt nicht verpflichtet, jedem Mittel, jeder Methode nachzugehen, wenn er nur die leiseste Hoffnung hat, anderen Menschen helfen zu können?«
Bayerl: »Man sollte es meinen. Nun, Professor Fellinger hat mir übrigens das Angebot gemacht, in seiner Klinik Krebskranke zu behandeln. Für mich ist das leider unmöglich, denn ich wohne in Salzburg. Auf meine Bitte, mir diese Gelegenheit an meinem Wohnort zu schaffen, meinte Professor Fellinger, da hätte er keinen Einfluß!«
»Sie haben auch Angebote an deutsche Kliniken gerichtet?«
Bayerl: »Natürlich! Aber auch dort hat man mich überall abgelehnt!«
»Sind Sie auch der Meinung, daß die Russen den Naturheilverfahren aufgeschlossener gegenüber stehen?«
Bayerl: »Ja, dort wischt man nicht gleich alles vom Tisch. Man hat dort Untersuchungen gemacht, die erbrachten, daß die japanischen Perltaucherinnen Krebs überhaupt nicht kennen. Hier besteht wohl ein direkter Zusammenhang mit dem salzigen Meerwasser. Auch ich predige ja immer, daß jede gut gesalzene Speise Krankheiten vernichtet, ebenso alles Saure, während Krankheiten durch Obst, Süßigkeiten und Fleisch gefördert werden!«
»Kennt man Sie auch im nichtdeutschsprachigen Ausland?«
Bayerl: »O ja! In den USA hat man mir bereits bestätigt, daß meine Krebsforschungen hochinteressant sind. Freilich, ich habe mich bisher auch nur an die USA gewandt. Selbst aus Chicago kamen bereits Patienten zu mir nach Salzburg.

Diese Leute konnte ich beruhigen, sie hatten keine Krebs!«
»Sind Sie gegen eine Vorsorgeuntersuchung?«
Bayerl: »Herr Professor Hackethal machte mit seiner Theorie sehr viel Aufhebens und ich möcht ihm nicht unbedingt Unrecht geben. Als Heilpraktiker, Krebsforscher und Krebsheiler habe ich allerdings gegen eine Vorsorgeuntersuchung nichts einzuwenden!«
»Nehmen Sie eine solche ebenfalls vor?«
Bayerl: »So kann man das nicht sagen. Immerhin kann ich mit Augendiagnose feststellen, ob eine Krebsgefahr besteht oder nicht. Ich kann eine Prognose für einige Jahre im Vorhinein erstellen. Die Anlagen zu Krebs sind angeboren, er kommt dann durch falsche Ernährung zum Ausbruch!«
»Kommen die Leute rechtzeitig zu Ihnen?«
Bayerl: »Leider nicht! Da wird vorher alles mögliche versucht und wenn sie dann den Weg zu mir finden, ist es in vielen Fällen schon zu spät. Im Frühstadium hätten weder ich noch der Patient Schwierigkeiten bei der Ausheilung. So aber muß ich manchen wegschicken...!«
»Sind die Patienten manchmal schwierig?«
Bayerl: »Hin und wieder! Wie jener Schweizer, schwer krebskrank, der mir geschrieben hatte, er sei ein starker Raucher. Da antwortete ich gleich, wenn er das Rauchen nicht aufgibt, dann braucht er gar nicht erst zu mir kommen. Da ist es schade um das Reisegeld!«
»Halten Sie das Rauchen tatsächlich für so schädlich?«
Bayerl: »Ohne Frage! Nikotin ist für den Menschen ein Erzgift. Die darin enthaltenen Schadstoffe gehen nun einmal von der Lunge in das Blut über und das vergiftete Blut vergiftet den ganzen Körper. Eigentlich müßte das jeder vernünftige Mensch begreifen!«
»Sie haben Ihre Methoden, Therapien und Kenntnisse über den Krebs. Woraus baut sich Ihre Forschungsarbeit in all den vergangenen Jahrzehnten und auch in der Zukunft auf?«
Bayerl: »Seit 1950, als ich mit der Krebsbekämpfung begonnen habe, konnte ich viele, viele meiner Patienten beobachten. Und auch die Symptome dieser Krankheit feststellen. Es ist wohl die Vielzahl der Beobachtungen nach Ursache und Entstehungsart des Krebses, die es mir schließlich gestattete, eine eigene Therapie auf reiner Naturheilbasis aufzubauen. Bei meinem allerersten Patienten entwickelte ich nur meine Ideen, die ich so hatte. Und sie brachten durchschlagenden Erfolg. Mir war es von damals an klar, daß in der Natur selbst Kräfte ruhen, die es uns gestatten, dieser Geißel den Kampf anzusagen. Ja, und so entwickelte ich mein Verfahren mehr und mehr. Diese jahrelange Arbeit macht es mir heute möglich, den Krebs erfolgreich zu bekämpfen. Viele Wissenschaftler und Ärzte

können doch gar nicht auf ein solches Erfahrungspaket zurückgreifen. Bei mir war immerhin die ständige Arbeit am und mit dem Menschen!«
»Darf ich nochmals feststellen: Sind Sie in all Ihren Berufsjahren einmal wegen eines Mißerfolges vom Gericht verurteilt worden?«
Bayerl: »Eben nicht! Wann immer ich vor dem Richter stand, dann war es wegen unerlaubter Ausübung einer Naturheilpraxis. Mißerfolg hatte ich bis zum heutigen Tag noch gar keinen!«
»Sie mußten ja auch in Deutschland Ihre Praxis als Heilpraktiker schließen, nicht wahr?«
Bayerl: »Ja! 1960 hatte ich in München vor dem Gutachterausschuß meine Heilpraktikerprüfung mit Erfolg abgelegt. Weil ich damals aber schon Krebskranke behandelte und heilte, wurde ich deshalb als Heilpraktiker abgelehnt. Die Ablehnung gründete sich auf der unbewiesenen Behauptung, ich sei eine Gefahr für die Volksgesundheit. Eine Beschwerde beim Verwaltungsgerichtshof und schließlich beim Bundesverwaltungsgericht in Karlruhe wurde kostenpflichtig abgelehnt. Es ist doch merkwürdig: Die Behörden haben mir bis heute nicht beweisen können, daß ich wegen meiner Krebsbehandlung eine Gefahr für die Volksgesundheit bedeute. Ich aber kann beweisen, daß ich den Krebs heilen kann!«
Johann Bayerl steht in seinem Kampf um seine Anerkennung nicht allein. Immer wieder findet er Unterstützung bei Massenmedien, vor allem aber bei Tausenden von Menschen, denen er geholfen hat. Will man nun die Ursache näher untersuchen, weshalb dieser Naturheiler trotzdem noch nicht zum großen Durchbruch kam, dann gelangt man ziemlich rasch zu einer Begründung.
Die Geißel Krebs ist für die Schulmedizin nach wie vor ein großes Geheimnis. Nahezu täglich werden wir von irgendwelchen Sensationsmeldungen bestürmt, wodurch Krebs ausgelöst wird. Aus der offenbaren Ursache um das Entstehen des malignen Geschehens machen viele von sich reden und – für sich ein Geschäft! Wollte man all den sensationell verbreiteten Meldungen Glauben schenken, dann dürfte man kaum noch etwas essen, trinken oder sich sonst an einem normalen Leben beteiligen. Denn – selbst die Sonnenstrahlen, so wurde auch einmal kolportiert, erzeugen Hautkrebs.
Aus dieser Situation der Unwissenheit heraus entstand eine unsagbare Scharlatanerie. Wobei ich an dieser Stelle einschränken möchte, daß diese Scharlatanerie nicht selten auf Unkenntnis der gesamten Materie Krebs geboren wurde. Allerorts tauchen – genau so wie Theorien über das Entstehen des Krebses – auch Namen und Therapien auf, die behaupten, ein Allheilmittel gefunden zu haben. So rasch, wie diese neuen Tatsachen an die Öffentlichkeit drangen, sind sie auch wieder im dunklen Nichts verschwunden.

Aber – und hier muß einmal eine ernste Warnung ausgesprochen werden: Der Schaden, der durch derlei Sensationen angerichtet wird und wurde, ist unermeßlich. Auf der einen Seite handelt es sich in der Mehrzahl der Fälle um unerforschte auf sehr wackeligen Beinen stehende Theorien, auf der anderen Seite gibt man ernstzunehmenden Wissenschaftlern und der Schulmedizin scharfe Munition in die Hand, gleich insgesamt gegen sämtliche Heiler schießen zu können. Als Opfer bleiben dann Leute wie ein Johann Bayerl etwa auf der Strecke. In diesem Fall ein Opfer, das sich gegen unsere eigene Gesundheit richtet.

Denn, und das kann ich nicht oft genug sagen: Es reicht einfach nicht, wenn man nichts anderes tut als zu behaupten, der Bayerl und seine Therapie sind »umstritten«. Hier macht es sich jener Teil der Schulmedizin, die prinzipiell gegen Naturheilverfahren und deren nichtakademische Vertreter eingestellt ist, zu einfach. Unerprobte Mittel kann man einfach nicht verdammen. Auch die Schulmedizin ist verpflichtet, mit schlagkräftigen Beweisen an die Öffentlichkeit zu treten. Gern bin ich bereit, auch dann in die Tasten meiner Schreibmaschine zu greifen, wenn man mir den schlagkräftigen Beweis auf den Tisch legt, daß alle »Bayerl-Theorie« glatter Unfug ist. Doch – Worte allein genügen in diesem Fall nicht mehr. Zuviele Heilungen hat dieser Mann bereits vollbracht. Wie erklärt man dann diese? War es etwa Massenhysterie? Dann möchte ich wissen, was ein Tumor mit der Hysterie zu tun hat. Und im Besitz von Johann Bayerl befinden sich ausreichend ärztliche Diagnosen, hand-oder maschinengeschrieben, die ausweisen: dieser oder jener Patinet hatte diesen oder jenen Krebs. Und nach einer Bayerl-Behandlung wurde den gleichen Patienten bescheinigt, sie seien vollkommen gesundet. Diese Menge von »Gegenstücken« kann man auch nicht mehr mit medizinischen Fehldiagnosen entschuldigen. Denn dann müßte man sich wieder fragen: Beherrschen diese Fehldiagnostiker Ihren Beruf nicht? Nein, um hier endlich einmal – und ehe es zu spät ist! – reinen Tisch zu machen, kann es gar nichts anderes mehr geben als eine Zusammenarbeit zwischen Bayerl und der Medizin. Nach diesem Experiment, wenn Sie so wollen, hat man jenen Beweis in der Hand, den man uns jahrzehntelang schuldig geblieben ist.

Aus meiner jounalistischen Praxis heraus kann ich aber auch nur sagen, daß dies ein dornenvoller Weg sein wird. Vor kurzem besuchte mich ein mir bekannter Heiler und meint:

»Sie schreiben so oft über diesen Bayerl. Das schädigt auch mich. Denn ich verschreibe beispielsweise, daß die Leute viel Obst essen sollen. Der Bayerl ist dagegen. Was sollen da die Leute von mir denken?«

Solche Argumente sind keine Argumente. Und schon gar nicht eine Beweisführung gegen Bayerl in irgendeiner Form.

Bei einem Vortrag sagte ich neulich, daß wir Menschen noch sehr viel lernen müssen. Vor allem, die Natur endlich einmal richtig zu kennen. Die Natur erfassen, ihre Gesetze zu studieren und in unser tägliches Leben einzubauen. Das heißt aber nicht, daß wir – wie in letzter Zeit so gern von vielen unserer Mitbürger gehandhabt – in eine »Naturhysterie« verfallen sollen. Das heißt nicht, Vertreter »eingebildeter Naturgesetze« zu werden. Vielleicht sollte sich der homo sapiens, auf den wir uns so viel einbilden, einmal in der Tierwelt orientieren. Jedes Reh weiß, um nur ein Beispiel zu nennen, welches Kraut, welche Pflanze es bei dieser oder jener Krankheit fressen muß. Und das Reh wird wieder gesund. Woher das Reh das weiß? Von seinem Mutterreh. Und das weiß es wieder von seinem Mutterreh. Diese Reihe ist beliebig oft fortzusetzen. Bis zurück zum allerersten Reh. Da sollte man doch einmal kurz darüber nachgrübeln, ob der Instinkt nicht gar schon unserem Intellekt überlegen ist.

Verzeihen Sie den Vergleich: Der echte Naturheiler arbeitet wohl mehr mit dem Instinkt. Das ist jener Erfolgreiche, der uns mit verblüffenden Resultaten überrascht. Der uns einen Tee verschreibt und wir fühlen uns plötzlich wieder ganz wohl. Also, dieser Mann arbeitet mit Instinkt und dem richtigen Empfinden für die einmal gegebenen Naturgesetze. Je weiter sich der »gebildete Mensch« von beiden entfernt, desto entfernter ist er auch von dem Menschen, der ja schließlich auch nichts weiter als ein Stück Natur ist. Auch wenn er in einem »dicken« Mercedes sitzt und sich einer Kultur brüstet, die er sich selbst aufgezwungen hat.

Johann Bayerl ist in meinen Augen so ein Stück Natur. Er hat den richtigen Instinkt, wenn Sie wollen den »richtigen Riecher« für natürliche Zusammenhänge in einem oftmals längst vergessenen Naturheilverfahren. Und da steht es wohl außer Zweifel, daß man sich dieser selten gewordenen Begabung bedienen sollte.

EIN ÄHNLICHES SCHICKSAL

Lassen Sie mich nun hier in diesem Bayerl-Buch ein »ähnliches Schicksal«, wie es unser Naturheiler durchlebt berichten. Das letzte Kapitel im nachstehenden Fall ist allerdings längst geschrieben. Wieder spielt es in meiner österreichischen Heimat. Wieder handelt es sich um einen Mann, der durch reinen Zufall etwas entdeckte, von dem er der Meinung war, der Menschheit helfen zu können. Dieses Kapitel übernehme ich aus meinem bereits vergriffenen Buch »WUNDER, DIE UNS GESUNDHEIT BRINGEN« (Heidrun-Verlag, Wien):
Am 18. August 1960 schrieb Georg Gutschi aus Wohldorf einen Brief. Der Empfänger hieß Karl Schelch, Bauer und Quellenbesitzer in dem kleinen, österreichischen Marktfleck Wies.
Der Inhalt des Schreibens lautete:
»Teile Ihnen mit, daß meine Tochter, Antonia Gutschi, 43 Jahre alt, voriges Jahr an Krebs operiert wurde. Sie hatte jedoch weiterhin immer Schmerzen. Ich beschloß als letzten Versuch, mir Ihr Wasser zu holen. Nach kurzer Zeit ließen die Schmerzen nach und heute ist sie, wie sie selbst zugibt, ganz gesund. Seit sie das Wasser trinkt, hat sie acht Kilogramm zugenommen!«
Neun Jahre später, am 7. September 1969, erhielt Schelch wieder einen Brief. Diesmal von dem Sanitätstechniker Ing. E. Sarcilly-Ernes in Wien. Darin heißt es:
»...Es war mir unmöglich, dieses Urteil (Untersuchung der Seltenriegel-Quelle, Anm.d.Verf.) ärztlich ansehen zu lassen. Ich freue mich, Ihnen mitteilen zu können, daß von den angeführten Spurenelementen alle krebsfördernden nur sehr gering erscheinen, während alle jene, die krebshemmend sind, in beachtlicher Anzahl genannt werden. Aus diesem Grund ist heute diese Aufstellung an die Universität gegangen und geht dann in Fotokopie an einige Kliniken in Deutschland und auch in der Schweiz, da dafür dort Interesse vorhanden sein müßte!«
Dieser Brief des Sanitätstechnikers hatt 1959 eine Vorgeschichte.
Gretel Zitz, 19, aus Wien, war an Krebs erkrankt. An Leberkrebs. Sie kam in das Spital des nahen Wagna, wurde operiert und – nach Hause geschickt, um dort zu sterben. Denn die ärztliche Weisheit war an ihrem Ende angelangt. Gretel Zitz konnte nicht mehr geholfen werden...

Im elterlichen Anwesen lag Gretel Zitz auf dem Totenbett. Der Pfarrer hatte die letzte Ölung vorgenommen. Alles war geschehen, wenigstens die Seele der Sterbenden »rein« für das Jenseits zu entlassen.
Mutter Zitz hielt am Lager ihrer Tochter Wache. Es konnte sich nur mehr um Stunden handeln. Dann würde dieses blühende Leben ausgelöscht sein.
»Darf ich stören?« klopfte Karl Schelch an die Tür des Trauerhauses. »Sie wissen doch, Mutter Zitz, daß ich eine Wunderquelle habe. Vielleicht hilft dieses Wasser Ihrer Tochter.«
»Nein,« sagte die alte Frau, »bei meiner Gretel kommt jede Hilfe zu spät. Da gibt es kein Wunder mehr!« Kark Schelch stellte die mitgebrachte 2-Liter-Flasche ab. Da war wohl wirklich nichts mehr zu machen.
Knapp vor Mitternacht stöhnte die Sterbende: »Durst, Mutter, ich habe entsetzlichen Durst!« Die alte Frau sah besorgt auf ihr Kind. Sollte, durfte sie ihm Flüssigkeit geben? Es würde diese doch nur wieder erbrechen. Wie immer, wenn man ihm Wasser oder Tee verabreichte. Aber warum den Wunsch einer Sterbenden versagen? Mutter Zitz ergriff die von Karl Schelch mitgebrachte Wasserflasche. »Wunderwasser? Unsinn!« Aber sie konnte sich den Weg in den Hof zum Brunnen ersparen. Und sie gab ihrem Kind dieses Wasser.
Merkwürdig, die dem Tode Geweihte erbrach nicht. Sie schien nun tief und fest zu schlafen. Ihre Atemzüge waren ruhig, nicht stoßweise, nicht pfeifend.
Stunden später erwachte Gretel Zitz. Ihre Augen waren klar. Ihre Stimme fest, als sie bat: »Mutter gib mir noch etwas von dem Wasser!«
Sechs Tage später kratzte sich der Hausarzt Dr. B. am Hinterkopf. Mit Gretel Zitz war ein Wunder geschehen. Das Mädchen saß aufrecht in seinem Bett, der tödliche Darmverschluß hatte sich gelöst und – Gretel zeigte einen gehörigen Appetit.
»Ich habe,« erzählte heute Karl Schelch, »durch Zufall von dieser Kranken gehört. Und ich bin hingegangen, um ihr mein Wasser zu bringen. Nach dieser wundersamen Heilung sprach bald unser ganzes Tal von der Wirksamkeit des ›Wieser Wassers‹!«
Wieser Wasser? Die Meinungen der Gelehrten, der Ärzte, der Balneologen – sie konnten bis zum heutigen Tag noch nicht auf einen Nenner gebracht werden. Zitieren wir aus dem Gutachten des Göttinger Balneologen, Regierungsrat Dr. Karl Höll:
»Das Ergebnis der Heilwasser-Analyse zum Wieser Wasser zeigt, daß es sich um eine Aktratopege von ganz extremer Natur handelt. Die Mineralisation dieses Wassers ist so extrem gering, wie man sie ganz selten bei natürlichen Quellen findet. Nur einige wenige Quellwässer haben eine ähnliche Beschaffenheit wie das Wieser Wasser und diese wenigen haben einen weltweiten Ruf als Heilwasser

(Königinquelle in Spa und Heilquelle in Evian). Was das Wieser Wasser aber besonders auszeichnet, ist der mannigfaltige Reichtum an Spurenelementen wichtiger Feinstoffe.
Besonders hervorzuheben ist unter anderem der verhältnismäßig hohe Gehalt an den Feinstoffen: Kupfer, Zink. Caesium und Blei, sowie an Lithium, Silber und Kobalt.
Das Wieser Wasser unterscheidet sich von jedem gewöhnlichen Wasser nicht nur durch das fast völlige Fehlen von Salzen und anderen in normalen Wassern vorkommenden Stoffen, sondern auch durch das Vorhandensein dieser Feinstoffe. Der äußerst geringe Salzgehalt berechtigt dazu, das Wieser Wasser als kochsalzfrei zu bezeichnen. Es ist möglich, daß das Wieser Wasser als extrem oligomineralisches und oligometallisches Wasser infolge oligodynamischer Kräfte eine besondere Wirkung entfaltet. Nach der Milivalprozent-Skala handelt es sich um ein Calcium-Magnesium-Hydrogencarbonat-Wasser.«
Einfacher sagt es Professor Arnezan von der medizinischen Fakultät in Bordeaux: »Die Mineralwässer haben etwas Organisches, Lebendiges, was bis jetzt den Laboratoriumsforschern entgeht; die am schwächsten mineralisierten Quellen haben bisweilen mächtigere Wirkung als andere, die an mannigfachen Salzen reicher sind.«
Die Geschichte um die Seltenriegel-Quelle nahm ihren Anfang, als Karl Schelch, mit seiner Wünschelrute ausgerüstet, wieder einmal durch den heimischen weststeirischen Wald streifte. Eigentlich wollte er Kohle suchen. Denn Kohle ist in Österreich ein rarer Artikel.
Dann schlug die Wünschelrute aus. Für Karl Schelch bedeutete das: Hier gibt es zumindest Wasser. Und vielleicht noch mehr! Als der Landwirt mit einem Geigerzähler seinem Fund zu Leibe rückte, da schlug dieser aus. Nicht etwa zart. Nein, man mußte diesen Ausschlag als »wild« bezeichnen.
»Uran!« duchschoß es den Kopf des glücklichen Finders. »Uran, das heute so begehrt ist!«
Eine erste Enttäuschung blieb nicht aus. Anstelle des erhofften Urans fand Schelch lediglich – eine Quelle.
»Das Wasser,« so erzählte er jetzt, »war so frisch, so sauber, daß ich davon trank. Und – erstaunlich – ich litt jahrelang an einem Raucherkatarrh. Der war am anderen Tag wie weggeblasen!« Trotzdem maß Karl Schelch seinem Fund keine besondere Bedeutung bei. Die Sache mit dem ausgeheilten Katarrh schob er einem glücklichen Zufall in die Schuhe. Was anderes sollte ein Bauer auch denken?
So zum Spaß überredete Karl Schelch seinen Schwiegersohn:
»Probier' doch einmal mein Wunderwasser. Du hast einen ganz entsetzlichen Husten. Vielleicht hilft dir auch meine Quelle!«

»Vater«, sagte der Schwiegersohn, »ich bin doch nicht irr. Glaub' du mal ruhig an diesen Unfug, ich aber mache da nicht mit!«
Der festeingenommene Standpunkt des Jungbauern ließ nach, als er von allen Seiten bestürmt wurde, doch kein Spaßverderber zu sein. Wenn es schon nichts nütze, dann konnte die Sache doch auch nichts schaden. Also machte Schelchs Schwiegersohn einen Versuch. Ließ sich die Brust mit dem Quellwasser einreiben und – wurde von seinem Raucherhusten befreit!
»Die Sache«, überlegte Karl Schelch, »ist nicht geheuer!«
Bald darauf erzählte er überall im Markt, was er von seiner »Wunderquelle« bisher wußte. Und es kamen immer mehr Bauern, die ausprobieren wollten, ob dieses Wunderwasser auch ihnen helfen würde. Zunächst nur gegen Raucherkatarrh.
So zum Spaß, vielleicht am Stammtisch des Ortswirtshauses als Idee geboren, brummte ein Bäuerlein: »Wunderwasser? So ein Blödsinn. Ich habe seit zehn Jahren Hämorrhoiden. Werden ja sehen, ob diese Quelle auch gegen solch ein Leiden verwendet werden kann!«
Schon am nächsten Tag machte sich der Sprecher dieser Worte auf den Weg zur – wie sie nunmehr genannt wird – Seltenriegel-Quelle. Mit Wattebäuschen, getränkt mit dem Wasser, behandelte er sein Leiden. Knapp eine Woche später gab es für den Bauern keine Hämorrhoiden mehr. »Sakra,« klopfte er Karl Schelch später auf die Schulter, »hiatztn hat sogar mei Oarsch a Freid über dös Wosser!«
Was bis dahin in bäuerlichen Kreisen als Sensation galt, drang bald an die Öffentlichkeit. Nur zu gern wollten Kranke und Leidende an die Heilkraft des Wieser Wassers glauben.
Sie kamen in Scharen, um gegen alle möglichen Krankheiten von der Quelle zu trinken, sich von deren Heilkraft zu überzeugen.
Und dann geschah die Geschichte mit dem Huemi-Bauern. Der stammte aus der Umgebung von Wies und war todkrank. Mit einem Kehlkopfkrebs lag er darnieder und war nicht mehr in der Lage, seinen eigenen Speichel zu schlucken.
»Leg' dir doch einen Wickel mit dem Wieser Wasser um den Hals, versuch' es,« rieten seine Freunde. Und weil dem Huemi-Bauern ohnedies alles einerlei war, handelte er auch gleich.
»Einige Tage später,« erzählt heute seine Frau, »war der Bauer gesund. Er konnte sogar wieder ganz normal essen. Nach ein paar Wochen arbeitete er auf dem Felde und besuchte regelmäßig wieder sein geliebtes Gasthaus!«
Und dennoch starb der Huemi-Bauer. Freilich erst Monate nach seiner »wundervollen Genesung«. Er habe, so berichten die Ortsansässigen, sein neues Glück mit zuviel Schnaps begossen. Der brachte ihn in das Grab – und nicht der Kehlkopfkrebs . . .

(Meiner Meinung nach hätte der Huemi-Bauer damals zu Bayerl fahren sollen. Das Wasser allein mag seine »Blitzwirkung« getan haben. Auf Langzeitwirkung hätte er aber einer Bayerl-Therapie, dessen Medikamente und Diät-Vorschrift bedurft. Anm.d.Verf.)
Tausende von Besuchern aus Österreich, der Schweiz, Frankreich, Deutschland bestürmten Wies. Duchschnittlich 8000 Liter Wasser am Tag wurden an die Fremden abgegeben. Die österreichische Gendarmerie mußte Überstunden machen, um den anfallenden Verkehr in Bahnen zu halten. Dann sagte das österreichische Gesundheitsamt ein hartes, aber um so sicheres »Nein« zu all den Wundern, die der Quelle entspringen sollten.
Karl Schelch hatte sich zwar in der Zwischenzeit den Luxus eines eigenen Quellhauses geleistet. So sollte das Wasser vor Verunreinigung jeder Art geschützt werden, trotzdem wieherte der Amtsschimmel: »Der Dreck im Wieser Wasser gefährdet die Gesundheit der Konsumenten. Von Heilwasser kann in Wies nicht gesprochen werden, hier handelt es sich bestenfalls um Tafelwasser. Zumindest solange, bis sich die Wissenschaftler einig geworden sind. Vorerst einmal wird dieses Tafelwasser nicht so gewonnen, wie es den gesundheitlichen Vorschriften in Österreich entspricht!«
Just zu diesem Zeitpunkt »amtlicher Absage« geschahen wiederum zwei Dinge, die den »Quell-Anhängern« den Atem raubten. Aus Hamburg kam Frau R. nach Wies. Sie hatte von der Heilwirkung gehört, war dem Tode geweiht und von Schmerzen geplagt. Diagnose der Hamburger Ärzte: Brustkrebs in unheilbarem Stadium.
Nun, Frau R. trank von dem Quellwasser. Der gesamte Ort beobachtete dieses »Experiment« mit unverhohlenem Interesse. Nach einem Monat war Frau R. schmerzfrei. Nach zwei Monaten tanzte und lachte sie mit den steirischen Bauernburschen. Als sie wieder an die Nordsee, nach Hause fuhr, da mußte ihr wohl oder übel ärztlicherseits bestätigt werden, daß sie vollkommen gesund war...
Und dann der Fall des Wiener Dozenten Dr. G. Auch dieser trug mit bei, daß die Seltenriegel-Quelle ihren legendären Ruf weiterhin formte.
Der Dozent lag mit Niereneiterung im Grazer Krankenhaus. Wenn ihn die Ärzte sahen, dann schüttelten sie lediglich den Kopf. Da war wohl nichts mehr zu machen.
Die Ehefrau des Sterbenskranken kam zu Karl Schelch. »Bitte, geben Sie mir etwas von dem Quellwasser!«
»Das darf nicht sein,« antwortete damals der Landwirt. »Die Gendamerie hält Wache an der Quelle. Das Wasser ist für den menschlichen Genuß gesperrt worden!«
Die Dozentengattin wußte sich zu helfen. Als »Fußbad« deklariert nahm sie zehn

Liter Wasser von der »Wunderquelle« mit. Und ihr Mann trank davon. Der Dozent konnte nach dreiwöchigem Aufenthalt das Kankenhaus als vollkommen geheilt verlassen. Die Mediziner sprachen von einem »echten Wunder« und einer »wahrscheinlichen Fehldiagnose«. Dozent Dr.G. ist aber nicht davon abzubringen: »Mich hat allein das Wasser dieser Wunderquelle wieder auf die Beine gebracht!«
Weshalb ich diese Geschichte in ein Buch um Johann Bayerl einfügte, liebe Leser? Nun, ganz einfach. Hier handelt es sich um den Parallel-Fall einer Entdeckung. Einer Entdeckung, die allerdings seitens der Behörden, der Ärzte und Wissenschaftler auf das schärfste bekämpft wurde. Karl Schelch ist weder Heilpraktiker noch überhaupt Heiler. Er konnte sich das »Wunder«, das seine Wünschelrute entdeckt hatte, auch nicht richtig erklären. Nur eines wußte er: Dieses Wasser hatte und hat geheimnisvolle Kräfte, die dem kranken Menschen helfen können. Es war und ist nicht seine Aufgabe, dieses Wasser zu untersuchen. Wieder einmal mehr wäre es eine Aufgabe der Medizin gewesen, sich dieser Sache ernstlich anzunehmen. Verschiedene Gutachten waren bereits vorhanden. Aber – eine echte Untersuchung ist bis heute ausständig. Wieder einmal standen die Gelehrten auf dem Standpunkt: Was nicht sein kann, das darf auch nicht sein! Und so machte man Karl Schelch die Hölle heiß, bis er schließlich aufgab. Heute liegt seine Quelle verborgen im nahen Wald von Wies. Nur hin und wieder kommen Menschen vorbei, die daraus trinken wollen.
Die Verunsicherung um die Seltenriegel-Quelle hat diese in die Vergessenheit gestoßen. Trotzdem stehen namhafte Mediziner und Balneologen auch jetzt noch zu dem Wieser Wasser, wenn sie sagen: »Sämtliche bisherigen Untersuchungen dieses Quellwassers erbrachten verblüffende Resultate. Dieses Wasser ist kein ›Wunderwasser‹, es ist das spurenreichste, das wir derzeit kennen. Und es besteht absolut kein Zweifel darüber, daß es heilwirksam ist. Insbesondere in Verbindung mit anderen therapeutischen Mitteln!«
Wissen sie jetzt, liebe Leser, was ich Ihnen sagen wollte? Auch ein Johann Bayerl – und er vor allem! – hat eine Entdeckung gemacht, die für uns alle zukunftsbedeutend ist. Er – wie jener Schelch durch Zufall! – hat ein Stück verborgenen Naturgeheimnisses entdeckt, das uns ach so weisen Menschen Hilfe bringen kann. Wir sind aber so weise, daß wir die Hilfe der Natur offenbar mißachten. Oder?
Da existiert ein Bericht von der WHO (Weltgesundheitsorganisation), den ich Ihnen unbedingt in diesem Zusammenhang zur Kenntnis bringen möchte:
»Noch immer werden Erfindungen und Entdeckungen verhöhnt und verlacht, weil sie sich wissenschaftlich nicht beweisen lassen. Noch immer werden Außenseiter bekämft, weil deren Methoden und Systeme einfach nicht genehm sind. Würde Vorurteilslosigkeit gegenüber Menschen und Systemen an erster Stelle

des Programms der Krebsforschung und Krebsbekämpfung stehen, dann könnten Millionen gespart werden, dann könnten wahrscheinlich auch mehr Menschen gerettet werden, als bisher gerettet worden sind.

Vorbildliche Arbeit im Rahmen ihrer weltweiten Forschungsaufgaben leistet die WHO. Ihre Forschungsteams entdeckten in jüngster Zeit in den Bergen und Dschungeln Boliviens, Brasiliens, Ekuadors und Perus einige Dörfer, deren Bewohner kaum Krankheiten kennen. Vor allem aber diese nicht: Herzkrankheiten, Krebs, Karies und Geisteskrankheiten. Rund um die Dörfer aber sind diese Krankheiten jedoch genauso verbreitet wie in jedem anderen Land der Erde. Obwohl die Menschen in jenen Dörfern in für uns unverstellbarer Armut leben, kaum eine Hygiene kennen, wurden sie bisher von diesen Krankheiten verschont. Die UN-Ärzte konnten feststellen, daß Kranke von außerhalb, die in diese immunen Dörfer übersiedelten, nach kurzer Zeit wieder gesund wurden.

Andere Forschungsgruppen der WHO berichten von ähnlichen »Immunitätszonen« in Pakistan, Indien und Zentralaustralien. Von allen Zivilisationskrankheiten verschont geblieben ist bisher das Volk der Hunza am Fuß von Hindukusch und Himalaja, das den Wissenschaftlern immer wieder Rätsel aufgegeben hat. Die Ärzte bestätigen, was bereits andere vor ihnen vom sagenhaften Alter und von der fast unverwüstlichen Gesundheit dieses Volkes einer staunenden Welt mitgeteilt hatten: Die Hunza ernähren sich vorwiegend von Gemüse, Kräutern, Getreide und vor allem von Aprikosen, die entweder frisch vom Baum, getrocknet oder gedünstet gegessen werden. (Aprikosen enthalten viel Magnesium, das als krebshemmender Faktor gilt). Milchsaure Speisen kommen dazu. Fleisch wird kaum verzehrt. Die Hunza kennen weder Masern, Keuchhusten, Schnupfen, Rachitis, Kinderlähmung noch andere Krankheiten. Sie kennen vor allem keinen Krebs. Woran liegt das? Weil die Hunza fern der Zivilisation leben? Weil sie sich gesund ernähren? Gibt es in ihrem »Tal der Glückseligkeit« keine schädlichen Strahlungen? Besitzen sie besondere geistige Kräfte?

Wenn es der medizinischen Forschung gelingen sollte, die Geheimnisse der in verschiedenen Teilen der Welt bestehenden »Immunitätszonen« zu ergründen, so könnte das nicht nur das Schicksal der Menschheit, sondern auch den Lauf der Geschichte ändern!«

Der Bericht der WHO läßt jetzt viele Leser dieses Buches gewiß aufhorchen. Diese Organisation sagt ja selbst, daß noch immer viele Entdeckungen und Erfahrungen verhöhnt und verlacht werden. Und sie sagt auch, wiederum selbst, daß wir Menschen allesamt schon weiter wären, würden Außenseiter und deren System nicht pausenlos bekämpft werden. Auch in der WHO arbeiten Wissenschaftler und Ärzte. Diese allerdings scheinen den Problemen aufgeschlossener

gegenüber zu stehen. Aus diesem Grunde richte ich einen persönlichen Appell an jene WHO:
Johann Bayerl ist so ein Außenseiter! Er ist ein Erfinder! Er ist ein Entdecker! Wenn Sie, meine Herren, es sich zur tatsächlichen Aufgabe gestellt haben, auch Außergewöhnlichem nachzuforschen, dann schlage ich vor, sich auch einmal dringend dieses Bayerls anzunehmen. Dieser Mann behauptet seit mehr als dreißig Jahren, eine Therapie gegen den Krebs gefunden zu haben. Verschaffen Sie, meine Herren von der WHO, diesem Mann Gehör. Nehmen Sie ihn unter die Lupe, prüfen Sie seine Forschungsergebnisse und seine Naturheilverfahren. Er hat möglicherweise gefunden, wonach Sie schon lange suchen: Ein Mittel gegen den Krebs. Und – wenn er es nicht gefunden hat – dann entlarven Sie doch diesen Bayerl.
Johann Bayerl ist für jeden Test bereit. Er hat es mir immer wieder versichert. Wir alle, Sie als Leser diese Buches und ich als Autor, sollten mithelfen, Bayerl eine Chance zu verschaffen. Richten wir einen gemeinsamen Appell an die WHO!

Bei der Materialauswahl zu diesem Buch hatte ich es nicht immer leicht. Berge von Unterlagen, Leserbriefe, Bestätigungen und anderes Dokumentationsmaterial häufen sich auf meinem Schreibtisch. Auch der Umfang eines Buches ist begrenzt und so versucht man als Autor eines solchen, das Bestmögliche »hinein zu packen«. Bisher haben wir nun schon sehr viel von und über Bayerl gelesen. Über den Kampf eines Mannes, der den Krebs heilen kann, wie vielfach nachgewiesen worden ist. Und in diesem Zusammenhang möchte ich Ihnen, liebe Leser, nun auch einen Bericht nicht vorenthalten, den ich vor längerer Zeit für die in München erscheinende Wochenzeitschrift DAS NEUE ZEITALTER schrieb, ehe ich noch Chefredakteur dieses Blattes wurde. Diese Serie – so glaube ich – gehört unbedingt mit in eine Dokumentation um Johann Bayerl. Sie stammt aus dem Jahr 1977 und Sie werden erfahren, daß ich bereits damals – wie heute und schon viele Jahre vorher! – hinter einer Sache stand, die von so ungemeiner Wichtigkeit für uns alle ist. Diesen Bericht betitelte ich seinerzeit so: Müssen wir die »Geißel der Menschheit« noch fürchten? Gibt es Hoffnung für die Hoffnungslosen? Oder ist alles nur

DAS GESCHÄFT MIT DEM KREBS

Berichte über Krebserkrankungen sind nicht selten verpönt. Vor wenigen Jahren sagte mir einmal ein Chefredakteur: »Darüber kann man einfach nicht schreiben! Ärzte und Wissenschaftler haben weder Erreger noch Gegenmittel gefunden. Dieser Krankheit steht der Mensch einfach hilflos gegenüber!« Und mir ist es – im Verlauf meiner journalistischen Tätigkeit – selbst oft passiert, daß in diesem oder jenem meiner Berichten das Wort »Krebs; in »unheilbare Krankheit« umformuliert wurde. Man hatte einfach Angst davor, über etwas zu sprechen, das wir nicht erfassen konnten. Dem wir hilflos gegenüber standen. Hilflos? Nun, ich wage die kühne Behauptung, daß wir durchaus nicht so hilflos gegenüber der »Geißel der Menschheit« waren und sind.um es vorweg zu nehmen: Es gab und gibt Methoden zur Krebsbekämpfung! Und zwar nicht nur auf operativem Weg! Hier allerdings zeichnet sich – verzeihen Sie den harten Ausdruck – »eine schulmedizinische Tragödie« ab. In halb Europa kenne ich eine Reihe von Naturheilern, wenn Sie wollen »Laienwissenschaftlern«, die sehr wohl in der Lage sind, mit ihren Mitteln dem Krebs ein Schnippchen zu schlagen. Wir werden über einen Berliner sprechen, der Wissenschaft und Ärzte in Staunen versetzte; wir werden über manchen Heilpraktiker oder Naturarzt zu reden haben – die alle miteinander dem Krebs durchaus nicht machtlos gegenüber stehen. Nur – jetzt kommen wir zu der »schulmedizinischen Tragödie« – die Mediziner lehnen es einfach ab, mit diesen Leuten zusammenarbeiten! Ist es verletzter Berufsstolz? Das kann es doch nicht sein, denn jeder Mediziner legt bei seiner Promotion den »Hippokrates-Eid« ab. Und dieser verpflichtet ihn, alles für die menschliche Gesundheit zu unternehmen. Notfalls auch gewagte Wege zu gehen, wenn er dadurch einem Patienten Heilung bringen kann. So sollte es sein, nicht wahr?

Vor wenigen Tagen flatterte ein Leserbrief auf meinen Schreibtisch. Der Bericht des jungen Mannes (es ist doch nur zu verständlich, daß ich seinen Namen nicht nennen kann) aus Norddeutschland erschütterte mich zutiefst. Aber gleichzeitig war dieser Bericht für mich noch etwas anderes: Ein Sonnenstrahl in der Dunkelheit. Sie werden diesen Bericht nicht anders auffassen, liebe Leser. Hinzufügen aber möchte ich noch: Dieser junge Mann ist ein brillanter Schreiber seines Schicksals. Daher war es nicht notwendig, Korrekturen, Hinzufügungen oder Weglassungen vorzunehmen. Allen Verzweifelten möchte ich – der Dokumentation vorwegnehmend – diesen Brief im vollen Wortlaut an dieser Stelle wiedergeben.

Der »Unheilbare« schrieb: Alter des Patienten: Etwas über 30 Jahre! Wohnsitz: Norddeutschland.

Meines Entsinnens war es im September 1969. als ich – damals 30 Jahre alt – wegen Beschwerden an der Brust einen Internisten aufsuchte. Hier muß ich erwähnen, daß ich seit Ende 1960 ein sehr starker Raucher bin.

Es wurde eine Röntgenaufnahme gemacht, deren Ergebnis mich naturgemäß sehr interessierte. Als ich mich unmittelbar danach erkundigte, wie denn der Befund laute, wurde mir verlegen-nervös beiläufig gesagt, ich würde den Befund in sechs Wochen erhalten.

Mein Hausarzt erhielt schließlich besagten Befund. An dieser Stelle möchte ich einfügen, daß ich von Natur aus ein sensibler, relativ ängstlicher Mensch bin. Dies wußte auch mein Hausarzt. Ihm war ich ja von Kindheit an bekannt.

War ich bereits nach der verlegenen, unglaubhaften Antwort beim Internisten beunruhigt, so steigerte sich diese enorme, unheilahnende Anspannung nach der Antwort des Hausarztes in panikartige, hoffnungslose Verzweiflung. Wiederum die selbe, nervöse Verlegenheit, als mir unter gekünsteltem Husten gesagt wurde, daß meine Lungen vollkommen gesund seien. Der Hausarzt wurde sich wohl bewußt, daß er mich mit dieser Antwort eventuell beruhigen und vertrösten, nicht aber nach dem ihm Schwarz auf Weiß vorliegenden Befund auf »hoffnungslos unheilbar« aus der Welt schaffen konnte.

Das Verhalten meiner engsten Verwandten – Tränen, Augenwischerei, etc. – bestärkte und bestätigte nur noch meine innere Gewißheit, daß mein Todesurteil auf Lungenkrebs in fortgeschrittenem Stadium bereits seit Wochen gesprochen war. Die folgenden eineinhalb Jahre waren eine Periode inneren Martyriums, das

tiefste Tief in meinem bisherigen Leben. Dies kann nur ein Mensch nachempfinden, der selbst als »unheilbar« in panikartiger Angst und hoffnungsloser Verzweiflung dahinvegetiert.
Die Schulmedizin verfiel in dieser Zeit, weil sie nichts mehr gegen diese Krankheit tun konnte, auf die Zwecklüge, daß ich mir die unheilbare Krankheit nur einbilde. Infolge meiner überstrapazierten Nerven solle ich mich in psychotherapeutische Behandlung begeben.
Meine Arbeitsstelle habe ich zirka drei Monate nach der Untersuchung beim Internisten aufgeben müssen. Mir wurde zum Jahresende 1969 mit der Bemerkung gekündigt, daß wegen Auftragsmangel Arbeitskräfte entlassen werden müßten. Vermutlich war diese Kündigung das Ergebnis der Mitteilung an den Arbeitgeber durch den Hausarzt, daß ich unheilbar krank sei. Nun, ich war arbeitslos und hoffnungslos verzweifelt. Schließlich wurde ich menschenscheu und wagte mich nicht mehr aus dem Hause. Die Eröffnung meines Vaters, daß mir bis 1974 nichts passieren würde, sollte zwar eine Beruhigungspille auf Zeit sein, verschlimmerte aber in der Folge nur noch meinen Zustand. Nun hatte ich doch die Gewißheit, wenn auch nicht beim Namen genannt, daß ich nur noch kurze Zeit zu leben hätte. Die Diagnose »Lungenkrebs im fortgeschrittenen Stadium« stand fest.
Dieses Abkapseln von der Umwelt und das Vergraben in die eigenen vier Wände, das tägliche, nervenaufreibende Verhalten der engsten Verwandten (Tränen, Augenauswischerei) steigerte meine seelisch-nervliche Verfassung in dermaßen panische Angst, daß ich auch körperlich mehr in einen Zustand des Siechtums verfiel.
Im Verlauf des Jahres 1970 wurde mir geraten, Antrag auf Rente zu stellen. In den ersten Monaten des Jahres 1971 begab ich mich auf Anraten des Hausarztes in eine sogenannte »psychotherapeutische Klinik«, wie er mir das so wohlklingend umschrieb. Dort verblieb ich rund vier Wochen in Gemeinschaft von Geistesgestörten, Alkoholikern und ähnlichen Patienten. Daß ich mich auf Anraten meines Hausarztes freiwillig in eine »Klappsmühle« begeben hatte, ist für mich nur ein Beweis mehr gewesen, auf welch nutzlose Methoden die Schulmedizin in ihrer Hliflosigkeit gegenüber dem Menschenproblem Krebs verfallen kann. Wieviele Krebskranke mögen wohl – gleich mir – in solche Anstalten eingewiesen worden sein und werden es immer noch. Zu Geisteskranken, Trinkern, Triebtätern! Diese Einweisungen in derlei Kliniken, meine ich, werden zu 95 Prozent mit dem Einverständnis der engsten Verwandten durchgeführt. Dies wohl aus dem Grunde, damit diese Verwandten das Siechtum eines unheilbar kranken Angehörigen nicht bis zu dessen Tod zu Hause ertragen müssen.
Von einer psychotherapeutischen Behandlung Unheilbarer in Nervenanstalten kann – nach eigenen Erfahrungen – nicht die Rede sein. Die Kranken werden mit

Medikamenten überfüttert. Dies wirkt sich dann so aus, daß man im Stehen einschlafen könnte. Persönlich hatte ich das Glück, nur vier Wochen unter den Geistesgestörten leben zu müssen. Meines Erachtens werden alle Unheilbaren, die ja in der Mehrzahl bis zuletzt geistig gesund waren, nach mehrmonatigen Aufenthalten in Nervenkliniken selbst geisteskrank. Für sie dürfte dann der endliche Tod durch den Krebs eher eine Erlösung sein.

Nach vier Wochen in dieser Klinik wurde ich also entlassen. Man versicherte mir, daß ich körperlich und geistig gesund sei, ich müsse mich wie ein Fisch im Wasser fühlen. Na gut, ich war zunächst einmal dieser Anstalt entronnen.

In der Zwischenzeit war die Bewilligung meiner Rente auf ein Jahr eingetroffen. Dies war immerhin vorerst eine Beruhigung, finanziell gesichert zu sein.

Übrigens: Für mich ist eines klar, daß diese Rente auf Zeit ein Beleg dafür ist, daß die Diagnose »im fortgeschrittenen Stadium unheilbar« zutreffend ist. Man rechnete mit meinem baldigen Ableben. Aber – es sollte alles ganz anders kommen. Weil ich den Mut aufbrachte, meine Heilung durch Mittel außerhalb der Schulmedizin herbeizuführen. Ganz allein!

Heute sehe ich es als meine Verpflichtung an, alle Unheilbaren auf jene enormen Chancen hinzuweisen, die wir durch Eigeninitiative erlangen können. Es gab Kräfte – und diese gibt es noch immer – die mir, dem Unheilbaren Gesundheit und Arbeitskraft wiedergaben! Drei Faktoren halfen mir: Abkehr vom rein Materiellen und Diesseitsbezogenen. Hinwendung zum geistig/esoterischen Weg in seiner ganzen, großartigen Vielfalt an Themengebieten. Den »unheilbar Krebskranken« interessiert vorrangig wohl nur das sogenannten Thema« Geistheilung«.

Einleitung einer speziellen Diät aus Natur-und Reformhausprodukten. Ortswechsel über große Entfernung, möglichst ein Domizil inmitten der Natur und in frischer, unverdorbener Luft bei gleichzeitiger Betätigung, je nach Konstitution des Kranken. Hier nun meine Erläuterung zu den angeführten Punkten. Bereits zu Anfang meiner Krankheit, als ich verzweifelt nach »rettenden Strohhalmen« suchte, wurde ich – ich sehe es heute als Fügung an – durch Zufall auf den esoterischen Weg geführt.

Eines Tages entdeckte ich das Buch »Geistheilung« von Harry Edwards. Darin wurde beschrieben, welche Erfolge dieser Mann durch seine Behandlung auch Unheilbarer, dem Krebs Verfallener, hatte. Nun, dieses Buch – das für mich spannender als der beste Krimi war – las ich in einem Atemzug. 1970 nahm ich dann Kontakt mit Harry Edwards auf. Es war der Beginn meiner »ferngeistigen Heilung«.

Ich hatte nun eine erste Quelle meiner Heilung – womit auch meine schnell vor-

anschreitende Genesung begann – gefunden. Die »Fernbehandlung« durch Edwards währte bis zu dessen Tod im Dezember 1976.
Und dann war es wieder ein Buch, dem ich auf meinem Weg nach Heilung begegnete. Es war ein Werk über Heilkräfte in der Natur. Darin entdeckte ich ein Kapitel über spezielle Diäten und Naturprodukte, welche auch in hoffnungslosen Fällen Krebskranken noch Heilung gebracht haben.
Zunächst unternahm ich einen Versuch mit täglich mehreren Knoblauchzehen. (Heute gibt es Knoblauchkapseln, vollkommen geruchfrei, in allen Reformhäusern). Gleichzeitig begann ich mit einer Diät nach einem schlesischen Rezept: Quark und Milch und kaltgepreßtes Leinöl. Bis heute nehme ich noch morgens und abends auf 250 Gramm Quark etwa zwei Eßlöffel Leinöl. Zusätzlich zu den Knoblauchkapseln nehme ich seit etwa zwei Jahren noch Mistel-Kapseln.
Nun möchte ich noch ein Wort zu der Ortsveränderung sagen. In meinem Fall hatte ich das Glück, eine Anzeige zu lesen – knapp nachdem ich aus der Nervenheilanstalt entlassen worden bin. Da wurde ein »rüstiger Rentner« in einem weitentfernten Teil Deutschlands gesucht. Zu dieser Zeit war ich durch »Geistheilung« und Diät bereits in derart guter Verfassung – und meine Rente hatte ich auch-, daß ich mich um die angebotene Stelle bewarb. Nach kurzem Briefwechsel hatte ich die Zusage, daß ich da willkommen sei, und ich war froh, aus der alten, negativen Umgebung wegzukommen. So bin ich denn im Mai 1971 über eine Entfernung von 400 Kilometer weggezogen. Habe heute meine Wohnung mitten in der Natur, und abseits von Nachbarn. Seit Oktober 1971 gehe ich hier wieder einer geregelten Arbeit nach, welche mich voll in Anspruch nimmt. Letztlich ist es ja auch diese Betätigung, welche die volle Kraft erfordert und die maßgeblich meinen Weg vom »Unheilbaren« zum »Gesunden« bewirken half. Heute habe ich wieder volles Wohlbefinden und Lebensfreude. Meine Eigentherapie vom Psychischen her, das Trimmen auf Positiv, halte ich für meine letztendliche Rettung vor einem sicheren Tod..«
Soweit, liebe Leser, die Geschichte eines jungen Mannes aus dem Norden Deutschlands.
In meinem Buch »Wunder, die uns Gesundheit bringen« (HEIDRUN-Verlag, 1080 Wien), habe ich recht ausführlich von einem Mann namens Paul Gamsjäger gesprochen. Hier gehört dieser Name nochmals – im Zusammenhang mit dieser Dokumentation – erwähnt! Paul Gamsjäger war ein einfacher Bauerndoktor. Als ich ihn kennenlernte, machte ich mir eigentlich keine rechte Vorstellung von seinem Können. Sehr rasch sollte ich eines Besseren belehrt werden. Das war 1965!
Zur Tradition eines Paul Gamsjäger, des »Boanlrichters« im oberösterreichischen Gosau, gehörte es, daß schon sein Vater, sein Großvater, der Urgroßvater – und noch einige Generationen! – dem Handwerk (neben der Bauernwirtschaft)

eines »Naturheilkundigen« anheim gefallen waren. Zum Teil vertrieb also der jetzige Paul Naturheilrezepte an seine Patienten, die vor einigen hundert Jahren entdeckt worden waren. Dafür kam er immer wieder in das Gefängnis, denn in Österreich ist ja, wie wir inzwischen wissen, der Beruf eines Heilpraktikers verboten. Doch darum kümmerte sich Paul Gamsjäger nicht. Bei meiner ersten Begegnung saß ich ihm wie jedem anderen Heilpraktiker gegenüber. Vielleicht faßte er Vertrauen zu mir. Jedenfalls schob er mir ein Bündel Briefe hin, die ich lesen sollte. Und da wurden meine Augen erstmals kugelrund. Das waren nicht Schreiben von irgendwelchen Patienten. Nein, Ärzte schrieben und baten Gamsjäger um dessen Hilfe. (Wir erleben dies ja nun wieder einmal im Zusammenhang mit Johann Bayerl. Anm.d.Verf.) Wenn einer der Schulmediziner nicht mehr weiter wußte, dann sandte er »seinen Fall« zu Gamsjäger. Und so gehörte zu den besten Kunden des »Boanlrichters« der international bekannte Chirurg Professor Dr. Schönbauer. Wenn der einen »unheilbaren« Krebskranken hatte, dann verwies er ihn an den Gamsjäger, an den »Bauerndoktor«.

Schönbauer war bereits verstorben, Ihn konnte ich nicht mehr befragen. Ein anderer Brief stach mir in das Auge. Von einem Arzt eines Wiener Krankenhauses. Dieser Herr Doktor bedankte sich bei Gamsjäger für dessen Hilfe. Vor allem dafür, daß Gamsjäger die »hoffnungslos aufgegebene Assistentin dieses Arztes« von einem Brustkrebs geheilt hatte.

Krebs? Ja, den beherrschte ein Paul Gamsjäger. Noch heute gibt es ausreichend Menschen in und um Gosau, aber auch in aller Welt, denen der Bauerndoktor »ihren Krebs wegkurierte«. Das war – bedenken wir die Zeit vor etwa zwölf Jahren – immerhin eine Sensation. Also fragte ich damals Gamsjäger: »Sie haben ein Krebsheilmittel gefunden?«

»Natürlich«, sagte er. »Das ist ja gar keine Hexerei. Wie das funktioniert, das weiß ich auch nicht. Aber es funktioniert!« Damals fuhr ich zu dem Arzt im Wiener Elisabeth-Krankenhaus. Von ihm wollte ich eine Bestätigung, daß Gamsjäger tatsächlich ein Mittel gegen den Krebs gefunden habe. Eine ganze Nacht lang verbrachte ich mit dem Arzt in dessen Krankenhaus. Wenn ich mich richtig erinnere, dann erblickten in dieser Zeit fünf oder sechs neue Erdenbürger das Licht der Welt. In den Pausen leugnete dieser Arzt immer wieder die Bekanntschaft mit Gamsjäger.

Gegen fünf Uhr morgens machte ich mich auf den Heimweg. Der Arzt begleitete mich zu meinem Auto. Vor diesem kam es zu folgendem Gespräch.
Arzt: »Sie werden mir nicht böse sein?«
»Weshalb? Sie kennen doch Gamsjäger angeblich nicht!«
Arzt: »Nun, ja, ich kenne ihn. Und die Geschichte mit meiner Assistentin stimmt auch. Gamsjäger hat sie geheilt. Wir Mediziner konnten ihr nicht mehr helfen!«

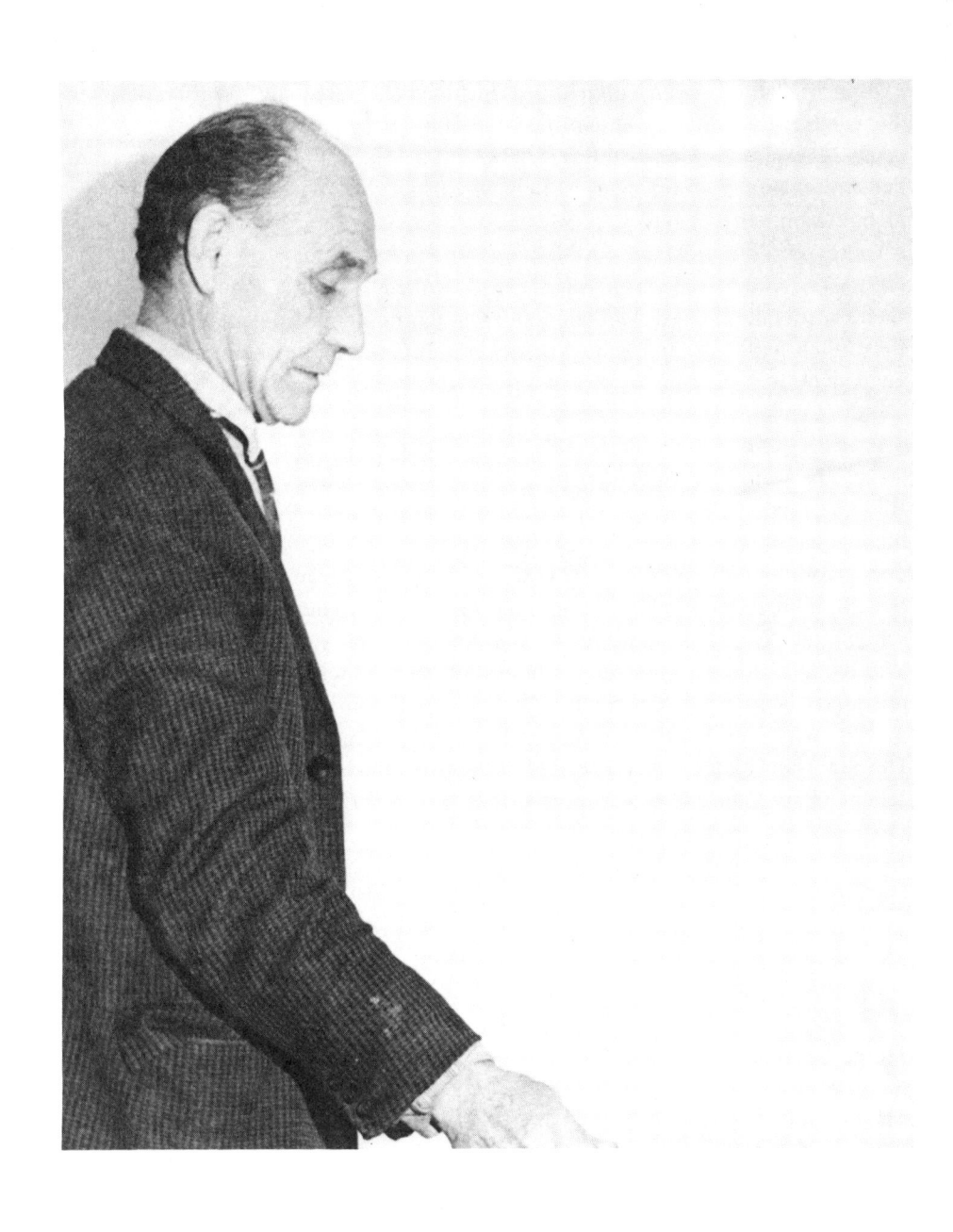

*Auch Rutengänger Karl Schelch aus Wies glaubte
und glaubt noch immer daran, ein
Quellwasser gegen den Krebs gefunden zu haben.*

»Dann, oh dann – warum rufen Sie das nicht in die Welt hinaus? Warum befreien Sie – getreu Ihrem Eid! – nicht die Menschheit von einer Geißel?«
Arzt: »Das müssen Sie verstehen. Ich bekomme die größten Schwierigkeiten mit der Ärztekammer. Gamsjäger ist kein Mediziner. Mit diesen Leuten dürfen wir nicht zusammenarbeiten!«
»Aber, wenn dieser Mann ein Mittel gefunden hat, dann . . .!«
Arzt: »Ja, ja – ich weiß schon, was Sie sagen wollen. Aber, man müßte Reihenversuche vornehmen. Diese Medizin, oder was das immer ist, muß getestet werden. Persönlich habe ich für solche Versuche kein Geld. Dieses bekomme ich aber auch nicht, wenn ich mich – wegen eines »Kurpfuschers«! – an die Ärztekammer wende. Ganz im Gegenteil, ich . . .!«
»Aber Sie senden doch laufend Patienten zu Gamsjäger!«
Arzt: »Ja, wenn wir Mediziner nicht mehr weiter wissen!«
Bis heute habe ich mein Versprechen gehalten und den Namen dieses Arztes nicht genannt. Wozu auch? Wozu einen Mann in Gewissenskonflikte stürzen? In einen Konflikt mit seinem Stand? Und – inzwischen ist Gamsjäger ja auch gestorben. Sein Geheimnis nahm er mit in das Grab. Sein Geheimnis, das vielen Menschen einen Albtraum hätte nehmen können.
Wie damals, in einer österreichischen Stadt. Auch hier möchte ich, Jahre später, keine Namen mehr nennen. Wieder einmal wurde Paul Gamsjäger zu einer langwöchigen Haftstrafe wegen unerlaubten »Kurpfuschertums« verurteilt. Der Staatsanwalt formulierte seine Anklage hart, nach strengster Bestrafung heischend. Paul Gamsjäger wurde verurteilt, kam vom Gerichtssaal direkt in den Gemeindekotter.
In der Zelle erhielt er Besuch. Von dem Staatsanwalt. Und da gab es dieses Gespräch:
»Du, Gamsjäger«, sagte der Staatsanwalt, »bist mir böse?«
»Nein«, grunzte der Bauerndoktor. »Du mußt ja dem Gesetz zu seinem Recht verhelfen, net woahr?«
»Ja«. meinte der Staatsanwalt verlegen. »Aber eine Bitte hätte ich trotzdem. Meine Tochter ist krebskrank, von den Ärzten aufgegeben worden. Kannst ihr helfen?
»Dann mußt Du sie mir in die Zelle bringen«, grinste Gamsjäger. Und tatsächlich, in der Zelle heilte der Gosauer »Boanlrichter« die Tochter des Staatsanwaltes . . .

EINE ANDERE AUSSENSEITER-METHODE

Paul Gamsjäger kannte ein Mittel gegen den Krebs. Gingen mit ihm unsere letzten Hoffnungen zu Grabe? Durchaus nicht. Wieder machte ein neuer Name von sich reden: Otto Snegotska, 72 Jahre alt, aus Berlin. Snegotska fühlt sich selbst als Außenseiter. Daher nennt er seine Methode folgerichtig: Außenseitermethode«. Tatsache aber ist, daß zahlreiche Laboratorien (USA, Lateinamerika, Deutschland usw.) nach dieser Methode arbeiten. Der emeritierte Ordinarius für Bakteriologie in München, Professor Dr. Blasius Freytag, meint:
»Ja, ich bin eben dabei, Snegotskas Tests, Theorien und Therapien wissenschaftlich nachzuprüfen. Zusammen mit Professor Beck mache ich Tierversuche, und die Ergebnisse lassen darauf schließen, daß das Agens des betreffenden menschlichen Krebses im Blut tatsächlich enthalten ist!« Das ist sensationell! Auch Prof. Dr. Georg Beck, Leiter des Landesuntersuchungsamtes für das Gesundheitswesen, Abteilung für Veterinärmedizin in München-Oberschleißheim, bestätigt:
»In Reihenversuchen mit Mäusen konnten Professor Freytag und ich zeigen, daß das Serum von Krebspatientenblut die Krebssymptome auf das Blut übertrug. Es scheinen also Erreger übertragen worden zu sein!«
Am Krebskongreß in Buenos Aires 1978 soll Snegotska endlich seine Anerkennung finden. Tausende von Krankengeschichten und wissenschaftliche Abhandlungen sind abgeschlossen oder in Vorbereitung, der Öffentlichkeit vorgestellt zu werden. Übrigens: Eine stattliche Reihe von Ärzten behandelt ihre Patienten inzwischen nach der »Methode Snegotska« sehr erfolgreich. Schulmediziner also, die sich nicht scheuen, mit einem »Außenseiter« im Interesse der Kranken Hand in Hand zu gehen.
Was hat dieser Außenseiter aus Berlin entdeckt?
Ganz einfach: Mykoplasmen. Das sind jene Mikroorganismen, die sich im Blut und den Zellen von Krebskranken, multiplen Sklerotikern, Rheumatikern, Diabetikern und vielen anderen finden. Snegotska entdeckte im Zuge seiner 25jährigen Untersuchungen, daß Thrombozyten (feste Bestandteile des Bluts, die bei

der Blutgerinnung eine Rolle spielen, sogenannte Blutplättchen) charakteristisch parasitiert sind:
»Auch beim Gesunden. Es handelt sich um eine andere Art mikrobieller Normalflora, wie sie sich auch im Darm findet.«
Beobachtungen unter dem Mikroskop zeigten Snegotska, daß sich diese Thrombozytenflora bei bestimmten Krankheiten charakteristisch verändert, daß sie entartet.
Snegotska bekam ausreichend Angebote, seine Entdeckung, aber auch seine Therapien gewinnbringend »auszuwerten«. Der Berliner aber meinte:
»Ich verkaufe mich nicht!«
Und so macht er alles in Eigenregie. Zunächst schrieb er ein Buch: »Krebs«. Dieses ist im Eigenverlag erschienen.
Und dann verkündete er seine Methode. Diese besteht aus zwei Teilen:
● Der Diagnose: Im Blut läßt sich feststellen, ob Krebs oder eine andere Krankheit vorliegt (Frühdiagnose).
● Der Therapie: Aus dem Blut des Kranken stellt Snegotska eine Autovakzine her, mit der Krebs, muliple Sklerose, Leukämie, Parkinson und andere bisher als unheilbar geltende Krankheiten einer Behandlung zugänglich werden.
Snegotska kann Krebs heilen, im ersten und zweiten Stadium. Aber, so meinte er, wer einmal Krebs hatte, bleibt Krebsträger. In diesem Sinn also wäre Krebs unheilbar. Tatsächlich ist es so – nach dem letzten Stand der Forschung und Wissenschaft –, daß es in der Heilkunde bisher nichts gibt, das den Krebserreger töten könnte, ohne dem Patienten Schaden zuzufügen. Möglich ist nur, den Tumor abzubauen, den Patienten mit einer Eigenvakzine beschwerdefrei zu machen und zu verhindern, daß der Krebs sich im Körper ausbreitet.
Die Vakzine hat ihren speziellen Vorteil: Snegotska gewinnt sie aus dem Blut des Patienten. Daher wirkt sie natürlich auch bei jedem Kranken spezifisch gegen seine Krankheit. Dosierungen müssen möglichst nahe dem Krankheitsherd gegeben werden. Man kann sie auch – laut Snegotska – rektal oder oral verabreichen, aber man kommt nicht umhin, die Behandlung durch Injektionen zu unterstützen. (Snegotska lernt jeden seiner Patienten an, sich selbst zu injizieren.)
Eine Gefährlichkeit seiner Behandlungsmethode sieht Snegotska nicht. Außer – es wird überdosiert! Ein Tumor muß langsam abgebaut werden, um den Körper vor Tumorzerfallsprodukten zu schützen. Bei zu starker Dosis kommt es zu einer Vergiftung des Organismus. Dieses Phänomen, liebe Leser, kennen wir übrigens auch von der Bestrahlungstheorie der Tumore (Intoxikation). Snegotska ist der Auffassung, daß Krebs durchaus heilbar ist. Wenn sich der Patient »hält«.
Unter diesem »Halten« versteht der Berliner: Regelmäßige Behandlung mit der Vakzine, also etwa eine Spritze (1 ml) wöchentlich. Und hier wohl eine der inter-

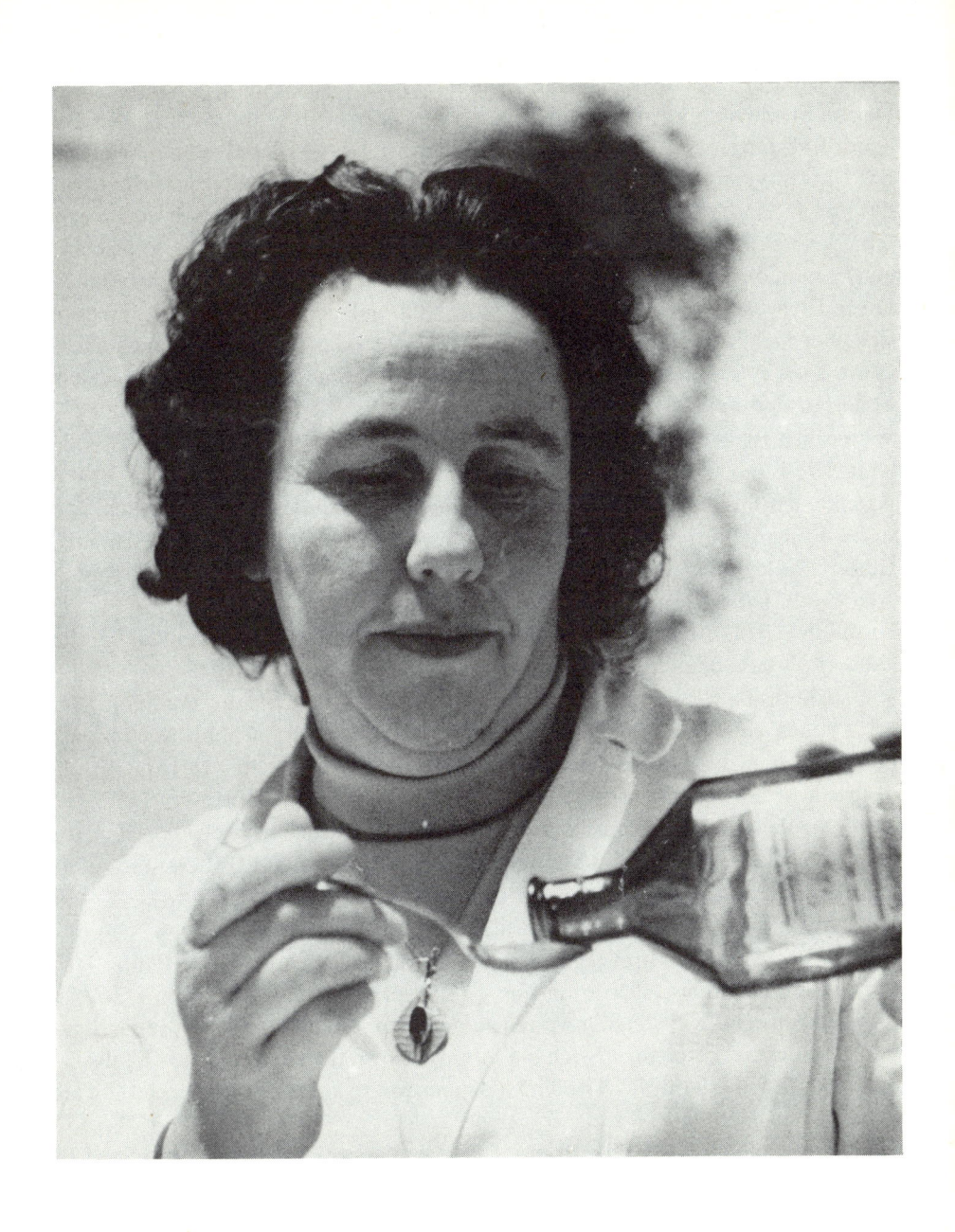

*Paule Ganner aus Innsbruck ließ viele durch
ihre Petroleumtherapie aufhorchen.
Heute ist es um sie wieder ganz still geworden.*

essantesten Fragen: »Was ist Ihrer Meinung nach das Wesen des Krebses?«
Darauf Snegotska: »Primär ein Krebserreger, aber nicht selten auch zellschädigende Substanzen und chronische Entzündungen. Die Ärzte reden heute viel von der Umweltverschmutzung und Überalterung der Patienten, aber im Grunde ist das von sekundärer Bedeutung. Krebs entsteht dadurch, daß Zellen durch verschiedene Einflüsse (chemische Gifte, Bestrahlungen, mechanische Verletzungen) geschädigt werden, und dann eine leichte Beute der Krebserreger bilden. Diese Erreger kommen auch im gesunden Blut gelegentlich vor, sie vermehren sich aber nicht im Blut sondern nur in den Körperzellen. Vielfach ist auch iatrogener (vom Arzt verursachter!) Einfluß feststellbar, wenn bei Untersuchungen in Spitälern und bei Bluttransfusionen Erreger übertragen werden!«
Wesentlich ist – nach Snegotska – für alle Krebskranken eine entsprechende Diät. Diese möchte ich hier noch kurz streifen: VERBOTEN sind Zucker (alle Arten, auch Traubenzucker und Honig, alle Süßigkeiten), Kuchen, Gebäck, alle süßen Früchte (Birnen, Feigen, Trauben, Datteln usw.), fettes Fleisch, Schmalz, Butter, Schlagobers, Erdnußöl, alles Gebratene und Gegrillte, Kaffee, Tabak, Alkohol in jeder Form, gesüßte Fruchtsäfte und alle Hülsenfrüchte.
ERWÜNSCHT: Viel Gemüse, viel Milcheiweiß und so weiter (wegen der bereits wiederholt behandelten notwendigen Alkalisierung der Zellen).
Vielleicht deshalb, weil sich die Wissenschaft und auch die Ärzte – vor allem diese! – gegen eine Zusammenarbeit mit Vertretern »außergewöhnlicher Methoden« sträubten, kam es zu einer »Hochblüte« dieser Außenseiter. Oft unkontrollierbar wurden Methoden und »neue Entdeckungen« angepriesen. Dahinter steckte in vielen Fällen nichts anderes als reine Geschäftemacherei. Geholfen haben die wenigsten Dinge dem Menschen. Aber – das war von vornherein so ziemlich klar.
Etwa um 1964 kam eine Innsbrucker Fleischhauersmeisterin dahinter, daß Petroleum als »Wundermittel gegen den Krebs« zu bezeichnen sei. Frau Paula Ganner, diese Fleischhauersgattin und -meisterin, erprobte es am eigenen Leib. Sie hatte Darmkrebs, war von den Ärzten aufgegeben. Wieder nach Hause zum Sterben geschickt, erkundigte sie sich bei ihrem Hausarzt, was denn dieser Krebs eigentlich sei. Und der brave Tiroler Mediziner wußte keine bessere Erklärung als diese:
»Das sind kleine Viren, die in Ihrem Körper umherschwirren. Winzig kleine Lebewesen also!«
Aha, kombinierte die Fleischhauersmeisterin, das kenne ich. Im Krieg hatten wir Läuse. Die Plage »bereinigte« die Mutter mit Petroleum. Läuse und Viren – beides sind kleine Lebewesen! Also, womit man dem einen ans Leder kann, muß dem anderen ebenfalls den Garaus machen. Paula Ganner trank ein paar Schluck

Petroleum und war – wie sie nun immer wieder behauptet – ihren Krebs ein für alle Mal los. Die Ärzte in Innsbruck sprachen zwar von einer Fehldiagnose – aber deren Stimmen wurden nicht mehr gehört. Denn Paula Ganner posaunte in alle Welt hinaus, sie habe endlich das Wundermittel gegen den Krebs gefunden. Hatte sie es?
Zunächst einmal stürzten sich deutsche Illustrierte auf die gute Frau in Innsbruck. Dann auch noch das ZDF. Solchermaßen populär gemacht, stürmten die Hoffnungslosen zu Tausenden das Heim der braven Fleischhauersgattin. Als ich zum letzten Mal bei ihr war, da schüttete mir Paula Ganner – sehr fotogerecht – einen Waschkorb Leserbriefe vor die Füße. »Alles dankbare Leute, denen ich helfen konnte!«
Nun, was steckt dahinter? Beinahe bin ich versucht in Shakespearesche Worte auszubrechen: Viel Lärm um nichts!
Denn – Petroleum gegen Krebs ist durchaus keine »neue Erfindung«, keine »Entdeckung aus Tirol«. In den Balkanstaaten, vor allem in Jugoslawien ist dieses »Mittel« schon reichlich lange bekannt. Man kam nur davon ab. Und das hatte seinen besonderen Grund: Petroleum konnte zwar den Krebs »augenblicklich« heilen. (Für den, der daran glaubt!) aber – dieses Petroleum zersetzte auch die roten Blutkörperchen. Es war nun ziemlich gleichgültig, woran die Patienten starben: An Krebs oder an Leukämie!
Paula Ganner trat – in der Manier eines Andreas Hofer – auf den Plan. Sicher, man hätte von Seiten der Schulmedizin hier unbedingt Tests, Versuche unternehmen müssen. Aber: Paula Ganner galt ja schon wieder als Außenseiterin. Und mit dieser Gruppe »ungebildeter Laien« unterhält sich einfach ein Akademiker nicht. Man hätte es vielleicht doch tun sollen!
Mit Mißachtung und Nicht-zur-Kenntnis-Nehmen bestraft, war Paula Ganner davon überzeugt, man wollte ihre »Entdeckung« einfach unter den Tisch kehren. Also ließ sie Plakate drucken (wider die böse Medizin) und reichte ihre »Erfingung« in mehreren Ländern der Welt zum Patent ein. Das bekam sie zwar nicht, aber immerhin eine Reihe von Anerkennungsschreiben, patentähnlichen Urkunden. Denn ausländische Patente besagen ja nicht, daß ein Präparat auf Herz und Nieren geprüft wurde. Man läßt »etwas« nur zu ...
Paula Ganner, von ihrer Entdeckung überzeugt, wollte natürlich auch das »große Geschäft« machen. Sie versuchte, Lizenzen zu vergeben, pharmazeutische Werke für Petroleumpräparate zu interessieren. Es kam zu einer Reihe von Auseinandersetzungen, zu Prozessen. Die Fleischhauersmeisterin wurde nicht zur Millionärin, sie geriet in Vergessenheit. Samt ihrem Petroleumpräparat.
Und jetzt, ganz am Rande, erhebt sich die Frage: Wäre es nicht wieder einmal wert gewesen, die Sache näher zu untersuchen? Paula Ganner hat das Petroleum

gegen den Krebs nicht entdeckt. Das steht fest. Aber sie hat etwas anderes getan: Es wieder entdeckt! Und sicher wäre es die Sache wert gewesen, hier einige Labortests zu unternehmen. Immerhin, es handelt sich ja um die Gesundheit einer stattlichen Zahl von Menschen, nicht wahr? Und: Ein Liter Petroleum kostet nicht viel. Wäre etwas hinter der Sache gewesen, dann hätten alle ihr Geschäft gemacht. Und wir wären – vielleicht – ganz preiswert zu unserer Gesundheit gekommen. Jedenfalls von einem Alptraum befreit worden... Wenn, ja wenn! Besinnen wir uns doch einmal zurück: Vor mehr als dreißig Jahren war der letzte Krieg zu Ende. Wissen Sie noch, wie wir damals jeden Fußbreit Land ausnützten, um uns etwas Gemüse, ein paar Rüben, Kraut, Mohrrüben etc. anzubauen? Wir wandten uns an Mutter Natur, weil unsere Kinder, wir allesamt, nichts zu essen hatten. Und wir feierten den Tag der Ernte. Wie schnell haben wir das alles vergessen. Und auch das: Daß wir allesamt gesund waren! Dann kamen die »fetten Jahre«. Der Gänsebraten, das Spanferkel gehörten wieder zu unseren Selbstverständlichkeiten. Die Industrie »überfüttert« uns mit Leckerbissen aus aller Herren Länder. Und wir sind – wen wundert das eigentlich noch? – allesamt krank. Elend fühlen wir uns. Und weil wir krank sind, finden wir wieder einmal zurück zur Natur! Jetzt soll sie uns ganz schnell helfen...
Sicherlich kennt die Natur verschiedene Heilmittel gegen den Krebs. Denn auch Krebs ist – pardon, die Kühnheit – etwas vollkommen Natürliches. Wir – und vor allem die Mediziner und Wissenschaftler – müßten uns nur endlich einmal zu dieser These durchringen. Wahrscheinlich fänden wir dann auch den richtigen Weg, um dieser »Geißel« zu begegnen.
Schlichtweg möchte ich die Krebskrankheit gar nicht als »Geißel« gebrandmarkt wissen. Wir stehen hier vor einem ganz natürlichen Phänomen, das wir einfach noch nicht begreifen und erfassen können. Niemand kann bisher sagen, welche Gegenmittel es im Bereich der Schulmedizin gibt. Alles ist nur ein »Versuch«, ein Experiment.
Hier hat uns die Natur eines der letzten Schnippchen geschlagen. Und wir stehen fassungslos gegenüber. Wir, die intelligenten, alles wissenden Menschen. Endlich müssen wir begreifen: Uns sind einfach Grenzen gesetzt!
Dann aber wieder: Die Natur hat uns Mittel in die Hand gegeben. Wie jedem wilden Tier auch! Uns zu schützen, und zu wehren. In den Bergen, in den Tälern, auf den Wiesen blühen hunderte von Kräutern. Wir brauchen sie nur zu pflücken. Und wir brauchen nur zu verstehen, diese richtig anzuwenden. Wir, die Allgemeinheit, können das nicht mehr. Wir haben unsere Sinne verloren. Alles, was wir noch wahrnehmen, ist Kälte und Wärme. Die Stimme der Natur ist uns versagt. Ganz wenige, Auserwählte, können noch aus der Natur lesen. Es ist jener Teil ehrlicher Naturheilkundiger – wie ein Johann Bayerl! – der uns tatsächlich

hilft. Jener Teil, denen der Mensch und dessen Gesundheit noch nicht Geschäft geworden ist. Jener Teil, der für ein paar Pfennige unser Wohl wieder herstellt. Und – letzten Endes – jener Teil, der von der Schulmedizin endlich beachtet werden sollte. Im Sinne eines Hippokrates-Eides, im Sinne des Sorgens um die menschliche Gesundheit.

Wenn es einen ehrlichen Mediziner gibt, dann bekennt er sich zu dem – übrigens sehr kitschigen! – Peter Alexander-Song: »Hier ist ein Mensch!«

Hier sind viele Menschen, die ein Recht auf ihre Gesundheit haben! Und – es ist gar keine Schande für die Herren Schulmediziner, sich mit dem letzten »Bauerndoktor«, oder wie immer Sie diesen bezeichnen wollen, zusammenzusetzen. Vielleicht hat gerade dieser Naturheiler das Rezept! Denken wir an Gamsjäger, an Johann Bayerl und all die vielen anderen. Den Herren Schulmedizinern ins Stammbuch: Auch ein Semmelweis, also aus eigener Gilde, war einmal verpönt. Heute wird er kaum noch erwähnt. Weil seine Methode einfach Selbstverständlichkeit geworden ist.

Und – bitte – lassen wir das Geschäft einmal beiseite: Der Mensch möchte zu seinen natürlich verbrieften Rechten kommen! Eines der ersten dieser Rechte: Gesundheit!

Und dann möchte ich noch eine ständig an mich herangetragene Frage nochmals grundsätzlich beantworten: Ist Krebs vererbbar? Ja, er ist es oder auch nein. Vom Krebs wissen wir so wenig, daß wir eine derartige Frage glattweg nicht beantworten können. Es kann Zufall sein, wenn etwa Vater und Sohn an Krebs erkranken. Oder Vererbung.

Neuesten amerikanischen Forschungen zufolge soll der Krebs – dies möchte ich aber trotzdem bezweifeln – genenvererbbar sein. Mit anderen Worten, so die Wissenschaftler aus den USA, ein Mann kann durch seinen Samen Krebserreger übertragen. Dadurch wird nicht die empfangende Frau angesteckt, sondern das Kind. Diese Theorie halte ich solange für absurd, solange man nicht weiß, was Krebs überhaupt ist.

Was ist denn überhaupt Krebs? Halten wir uns zunächst an ein Lexikon, dessen wissenschaftliche Redaktion zu dieser Formulierung kam: Krebs ist
- bösartige, rasch fortschreitende Zellwucherung, ausgehend von den Zellen des Deckgewebes (Karzinom). Oder des fasrigen Stützgewebes (Sarkom). Es führt zur Bildung von Tochtergeschwülsten (Metastasen) in den Lymphdrüsen und entfernten Organen.
- Die einzelnen Geschwüre können zerfallen und vereitern (Krebsgeschwür).
- Alle Organe können befallen werden. Bei der Frau hauptsächlich die Brustdrüse und die Gebärmutter.

Zum Zeitpunkt dieser Formulierung in einem gängigen Lexikon war man der

Meinung. daß eine Heilung nur durch frühzeitige Operation vor Bildung von Metastasen sowie durch Röntgen-und Radiumbestrahlungen erfolgen kann.
Vielleicht ist es für Sie, liebe Leser, auch noch interessant, daß der Krebs nicht nur den Menschen befällt. Auch aus der Botanik sind uns Krebserkrankungen bekannt. Diese Pflanzenerkrankungen zeigen weitgehend Wunden auf, die an den Rändern durch wulstige Überwallungen gekennzeichnet sind.
Mit diesen letzten Ausführungen glaube ich Ihnen gesagt zu haben, daß der Krebs durchaus eine natürliche Erscheinungsform ist. Wir brauchen vor ihm keine Angst zu haben. Wir brauchen uns nicht in Panik hineinreiten lassen, denn in seiner Urform – und auch in der uns jetzt bekannten – ist der Krebs eben nichts anderes als ein Stück Natur. Wenn Sie mich fragen, warum es den Krebs überhaupt gibt, den Krebs, der uns überflüssig erscheint, dann können Sie mich genauso gut fragen, warum es etwa Läuse oder Wanzen gibt. Es ist ein Spiel der Natur. Krebs ist nach unserem Ermessen überflüssig.
In Österreich gibt es den Neusiedlersee, im Burgenland. Einer Tageszeitung entnahm ich eine Meldung mit »spezieller Warnung«. Badende im Neusiedlersee sind derzeit besonders gefährdet, dadurch, daß Blutwürmer ihre Eier bei Warmblütern absetzen. Also, Badende in diesem See verspüren zunächst einen Juckreiz, bekommen späterhin ein Geschwür, das allerdings innerhalb von 14 Tagen wieder ausheilt, denn der Blutwurm wird einfach durch den Wasserentzug getötet.
Nun, liebe Leser, frage ich Sie, was soll dieses Spiel der Natur mit uns? Was sollen Wanzen, Flöhe. Schnaken und all die Insekten, deren Existenz reichlich nutzlos erscheint, aber es nicht ist. Wir alle wissen, daß unsere Singvogelwelt von diesen Insekten lebt. Wir kennen sattsam die Aufrufe biologisch Interessierter, die Umwelt nicht durch Insektiziden zu vernichten. Also, wiederum das Gleichgewicht in der Natur schuf das Insekt zur Ernährung des Vogels, der Vogel wiederum ist in seiner Gesamtheit dazu da, eine Art Schutzpolizei des Planeten Erde darzustellen.
Und nun: Wir haben nun das Gefüge, das minutiöse Gefüge der Natur, etwas kennengelernt. Warum soll denn die sogenannte Geißel der Menschheit, nicht auch eine Funktion innerhalb dieser Natur haben?
Schon die Chinesen vor 5000 Jahren stellten, obzwar medizinisch nicht bestens ausgestattet, die Behauptung auf, daß es die rein rechnerische Möglichkeit gebe, daß es einem Menschen gelingen könnte, ewig zu leben. Aus dieser Theorie stammt ja letzten Endes das System der Akupunktur und Akupressur. (Darüber habe ich ausführlich in meinem Buch PSI IN DER MEDIZIN, HEIDRUN-Verlag, 1080 Wien, berichtet. Anm.d.Verf.) Gestatten Sie, daß ich etwas weiter ausschweife: Der Taoismus führte uns zu unseren heutigen, interessanterweise auch

schulmedizinischen Erkenntnissen der natürlichen Heilwirksamkeit von Yin und Yang. In diesen beiden Formen, also im Yin und Yang sehen wir doch das ewig Natürliche verprinzipiert. Das Leben, neu keimend aus dem Samen, das Leben zurückgehend in den Samen.
Welche Gesetze das alles sind, kann ich nicht entscheiden, die Wissenschaft auch nicht, denn hier stehen wir vor Neuland. Durchaus bin ich kein Anhänger des Taoismus. Ich bin, liebe Leser, auch kein Götterstürmer. Jeder mag in seiner Form an seinen Gott glauben, wie er das will. Ob Sie Christen, Mohammedaner, Buddhisten oder Andersgläubige sind.

Denken wir an Schopenhauers klassische Worte: Gesundheit ist nicht alles, aber ohne Gesundheit ist alles nichts. Was meint dieser deutsche Philosoph damit? Gesundheit ist nicht alles. Nein, sicher nicht, das menschliche Leben, das des homo sapiens, besteht zusätzlich noch aus anderem. Aus den Werten unseres geistigen, unseres künstlerischen Schaffens. Auch ein van Gogh war nicht gesund, es war ein Geisteskranker, der künstlerische Werte schuf, die bis zum heutigen Tag internationale Geltung haben. Gesundheit ist nicht alles. Auch ein Ludwig van Beethoven wanderte vom Rhein nach Österreich ab, und hier, halb taub, schuf er Werke, die heute noch eine Welt zu erobern verstehen. Und im zweiten Satz von Schopenhauer: »Aber ohne Gesundheit ist alles nichts!« Über diesen Teil des Zitates würde ich Sie alle bitten, etwas intensiver nachzudenken.
Wir sprechen von van Gogh. Ohne Gesundheit galt ihm sein Leben nichts. In geistiger Umnachtung schuf er zwar Werke von einmaligem Wert, aber er war nichts anderes als ein Mensch. Und für ihn galt Schopenhauer: Ohne Gesundheit ist alles nichts! Wir sprachen auch von einem Ludwig van Beethoven. Wie viele meiner Leser können sich vorstellen, in vollkommener Taubheit eine Welt erleben zu müssen? Sich dieser Welt sogar mitteilen zu müssen. Beethoven tat es. Taub, seine eigene Musik nicht hörend, einem Mitteilungsbedürfnis folgend, mit eisernem Willen.

Schopenhauer hatte mit seinem Ausspruch nicht so Unrecht. Mit seiner Erkenntnis, wenn Sie so wollen.
Aber nun zurück zu unserem eigentlichen Thema. Sicherlich werden Sie mich fragen: Was hat das alles mit Krebs zu tun? Was haben ein tauber Beethoven, ein nahezu wahnsinniger van Gogh mit dem Krebs zu tun? Darauf möchte ich Ihnen antworten: Sehr viel! Denn beide sind, van Gogh und Beethoven – wie auch viele andere aus Kunst, Literatur usw. – einer ganz natürlichen Entwicklung zum Opfer gefallen. Die Natur weiß, wann eine Person wahnsinnig wird. Die Natur weiß, wann und weshalb ein Mensch taub wird. Warum? Nun, dieses »Warum« wurde auch von der Wissenschaft bisher noch nicht geklärt. Wenn Sie nach dem »War-

um« fragten, dann wären wir wieder bei den zwecklosen Läusen und Wanzen. Wir, wir kleinen Menschen, müssen uns mit den Gegebenheiten einfach abfinden: Also, van Gogh wurde wahnsinnig und Beethoven taub. In weiterer Konsequenz – Sie und Sie und ich bekommen Krebs! Warum, wissen wir nicht. Auch nicht woher und weshalb. Die Natur hat die Krankheit Krebs genauso geschaffen wie den Menschen, wie Nachbars Katze oder Nachbars Hund. Über die Natur brauchen wir uns nicht den Kopf zu zerbrechen. Wir haben ja bis heute keine endgültige Antwort darauf gefunden, was zuerst da war: Die Henne oder das Ei! Liebe Leser, nun werden Sie mich wieder fragen: Was hat das alles mit Krebs zu tun? Meiner Meinung nach sehr viel. Der Krebs ist gar nichts anderes als eine natürliche Regulation unseres Daseins. Wie ich Ihnen zuvor sagte, würde es nach 5000 Jahre alter chinesischer Überlegung die Möglichkeit geben, daß einer von uns irgendwann einmal überlebt. Ausnahmen bestätigen die Regel. Die Natur hat dafür vorgesorgt, daß es nicht zu allzu vielen Ausnahmen kommt. Wir wissen über den Krebs eigentlich gar nichts. Sicher hat er aber seine natürliche Funktion. Denn alles in der Natur ist ein Räderwerk, das ineinandergreift. Man kann sich noch so sehr mit der Natur beschäftigen, man wird nichts Unsinniges in ihr finden. An dieser Stelle fallen mir die Worte meines kleinen Freundes Tobias von Weil am Rhein ein: Wir sollten uns endlich wieder auf die Natur besinnen. Und dann schrieb der Junge noch in seinem Brief an mich: Der Mensch hat viel gesündigt, an seiner natürlichen Umgebung, ob er das jemals wieder gutmachen kann? Liebe Leser, ich glaube, Ihnen diesen kleinen Ausflug in meine Sphären schuldig gewesen zu sein. Aus Ihren Tausenden von Leserbriefen (die ich zwar alle lese aber kaum beantworten kann) habe ich gesehen, bzw. gelesen, welche Gedanken Sie sich machen.

Lassen Sie mich jetzt wieder auf unser Hauptthema, den Krebs, zurückkommen. Wie schon einmal in diesem Buch erwähnt, ist das Wort »Krebs« als Bezeichnung dieser Krankheit, verpönt. Deshalb versuchte ich, Ihnen durch die vorangegangenen Darstellungen den Krebs als eine vollkommen natürliche Gegebenheit zu erklären.

Vor allem meine österreichischen Leser werden sich daran erinnern, daß vor gar nicht allzu langer Zeit mit Hilfe des ORF eine Kampagne gestartet wurde. Unter dem Titel »Kampf dem Krebs«, wurden Zuschauer und Zuhörer animiert, »Krebskarten« zu kaufen. Aus dem Erlös dieser Karten sollten technische Geräte angeschafft werden, sollte die Krebsforschung eine finanzielle Unterstützung erfahren.

Schah-Leibarzt Prof.Dr.Fellinger erklärte: »Nehmen wir beispielsweise den Lungenkrebs. Dieser betrifft vor allem Männer, denn diese sind zum Großteil Raucher. Lungenkrebs können wir heute nur dann heilen, wenn wir operativ

rechtzeitg eingreifen. Für Diagnosen, Frühdiagnosen, stehen uns eine Reihe von technischen Geräten zur Verfügung!«
In Deutschland wurden – über die ehemalige Peter-Frankenfeld-Sendung – Schallplatten zugunsten der Krebsforschung verkauft. Alle diese Bemühungen sind zu begrüßen. Was immer der Mensch in der Lage ist zu tun, um diese Geißel endlich unter Kontrolle zu bringen, ist begrüßenswert.
Aber – warum tut dieser Mensch dann nicht das Naheliegende? Wir werden uns gleich verstehen, liebe Leser. »Naheliegend« sind für mich zunächst einmal – und vor allem! – Erkenntnisse, die irgendwann einmal der Natur selbst abgelauscht wurden. Ob diese Erkenntnisse von Wissenschaftlern, von Laien, von Naturheilpraktikern oder einfach durch reinen Zufall gezogen wurden, das sollte für uns alle einerlei sein.
Hier darf ich noch einmal an Paul Gamsjäger erinnern! Dieser Mann kannte – wie man sehr wohl wußte! – ein Mittel gegen den Krebs, aber – weil nicht graduiert – wurde Gamsjäger einfach gar nicht erst »angehört«. Geschweige denn, daß sich irgendein Wissenschaftler fand, der die Gamsjäger-Mittel untersuchte, testete. Ärzte lehnten eine Zusammenarbeit mit Gamsjäger auch ab. Wegen der »Standesehre« und wie immer all die Ausflüchte benannt worden sind...
Ein furchtbarer Verdacht drängt sich einem da auf: Hat man irgendwo Angst, das gute Geschäft zu verderben? Ich, der kleine Autor dieses Buches, sage es laut: Ja, man hatte diese Angst – und man hat sie wohl noch immer! – das Geschäft zu verlieren.
Jetzt hat sich wieder einmal der Kreis geschlossen. Wir sind erneut bei Johann Bayerl. Dieser Mann mußte über 70 Jahre alt werden, um endlich ein wenig Anerkennung zu finden. Bayerl hat Tausenden geholfen. Man hat die Gelegenheit versäumt, meine Herren Schulmediziner, schon eher mit diesem Mann zusammen zu arbeiten. Jahrelang hätte Kranken auf breitester Ebene die Gesundheit erhalten werden können. Noch ist es nicht zu spät: Noch kann diesem Bayerl die Hand gereicht werden. Zu unser aller Wohl. Einer Firma »Evers« in Pinneberg kann nicht genug gedankt werden, daß sie sich Bayerls annahm. So wenigstens kommt endlich die Bayerl-Therapie auf den Markt!
Diesen Bericht schrieb ich vor Jahren über Bayerl und ich möchte ihn hier in diesem Buch über jenen Naturheiler unbedingt wiederholen:
»Es gibt sehr viele Strömungen, die gegen einen Bayerl sind. Nicht selten bezeichnet ihn manch Schulmediziner als »Scharlatan« Der Kampf um Bayerl währt nun schon Jahrzehnte. Ist das nicht lächerlich?
Bitte, liebe Leser, folgen Sie meinen simplen Überlegungen: Einen Johann Bayerl hätte man schon längst als Kurpfuscher ein für alle Mal hinter Schloß und Riegel gebracht, wenn – ja wenn! – man seine Methode der Krebsheilung ad absur-

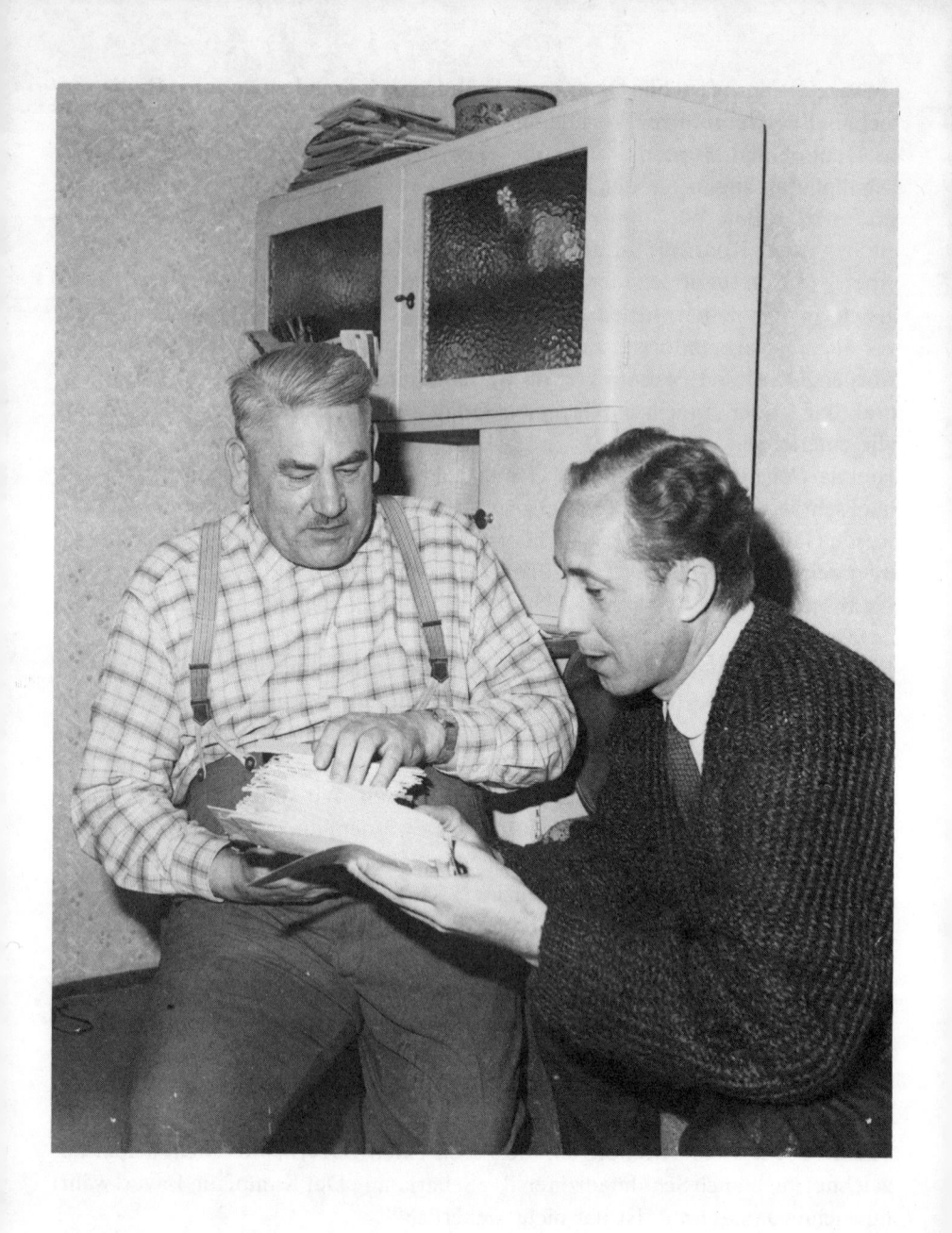

*Viele Jahre lang ist Johann Bayerl mit Edgar M. Wenzel
bekannt. Immer wieder sichten
die beiden das Dokumentationsmaterial.*

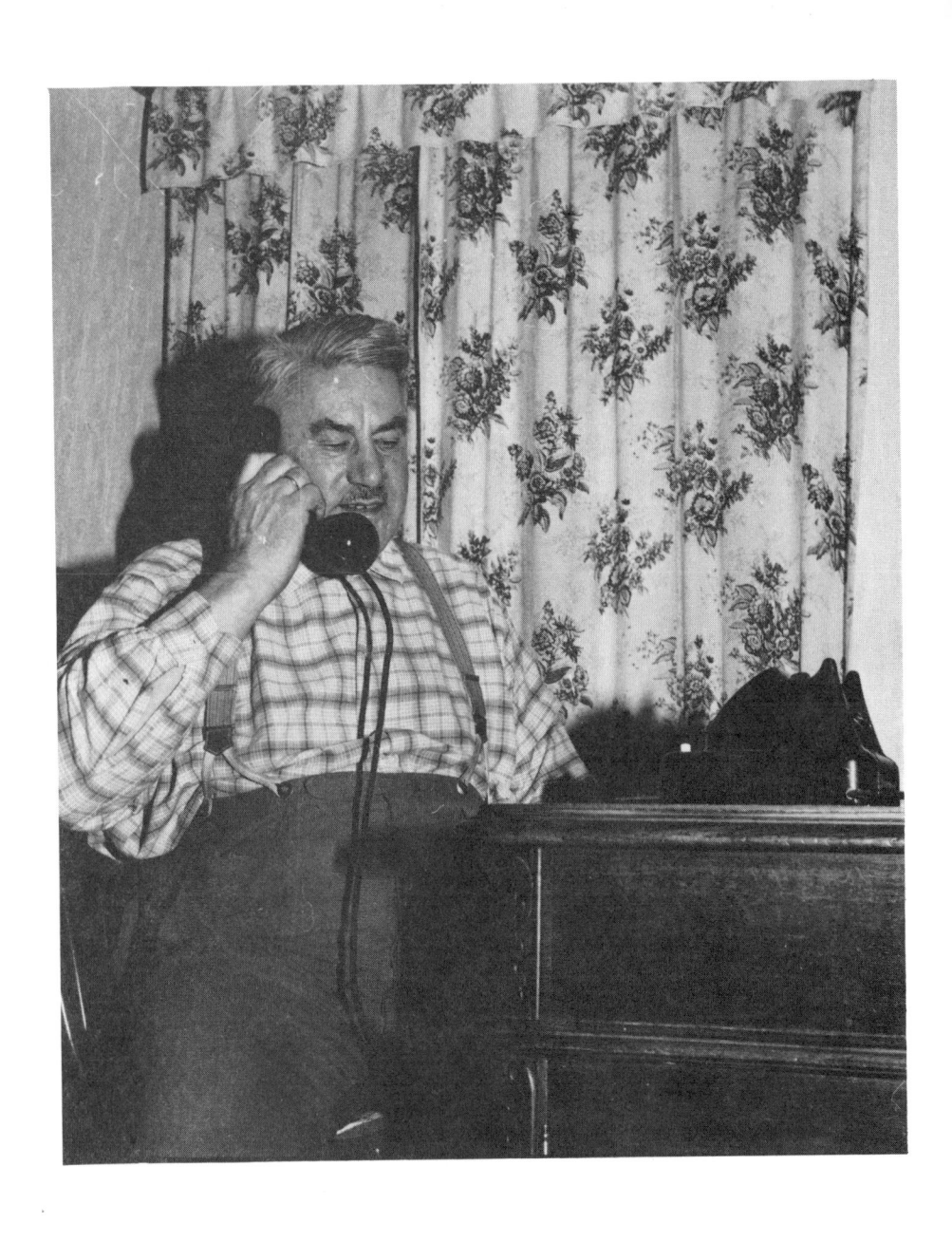

*Aus aller Welt rufen Bayerl verzweifelte Menschen
an. Wenn es in seiner Macht steht,
zu helfen, dann tut er das als Idealist.*

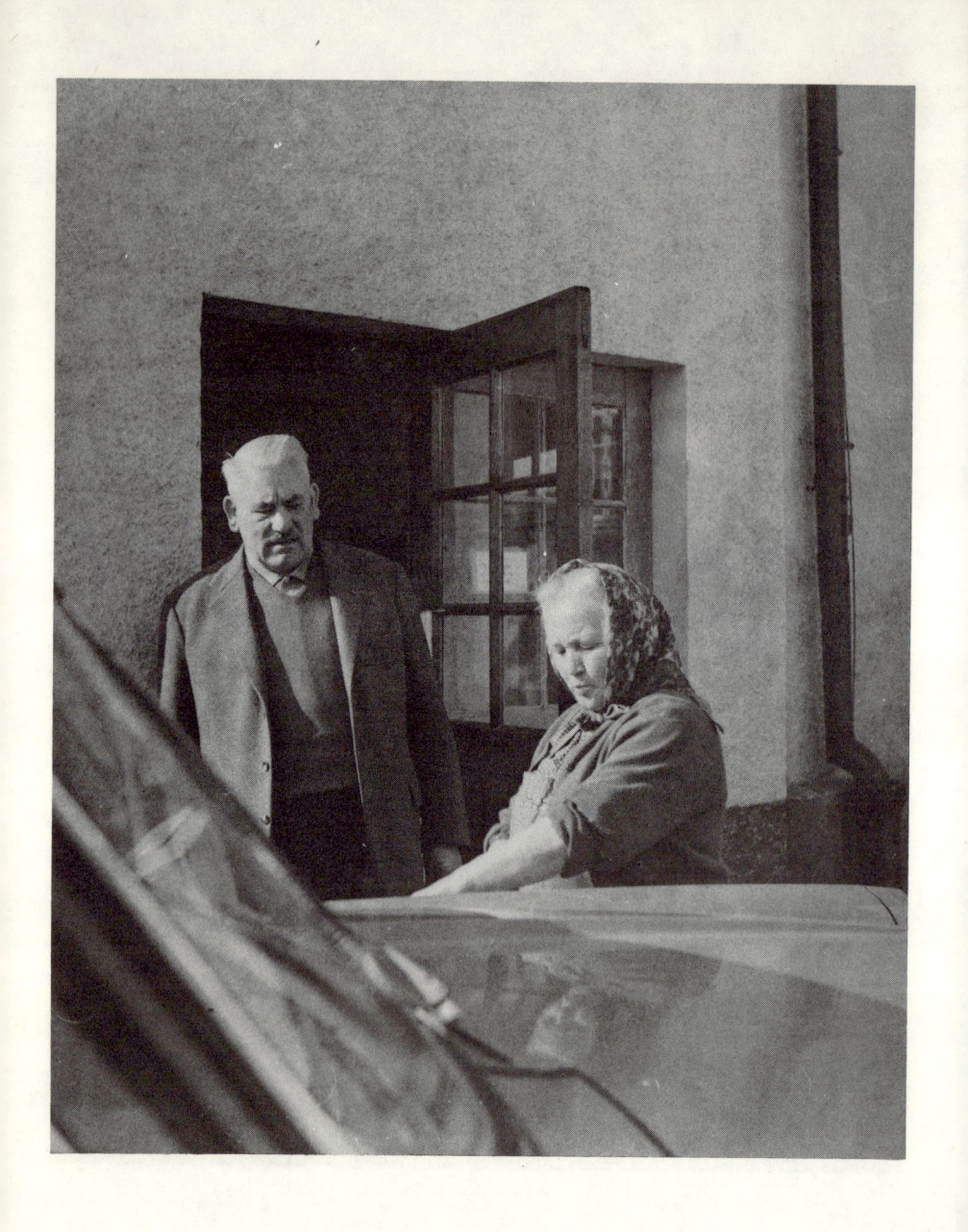

In der knappen Freizeit waschen Johann Bayerl und seine Frau das Paradestück der Familie, das Auto, gemeinsam.

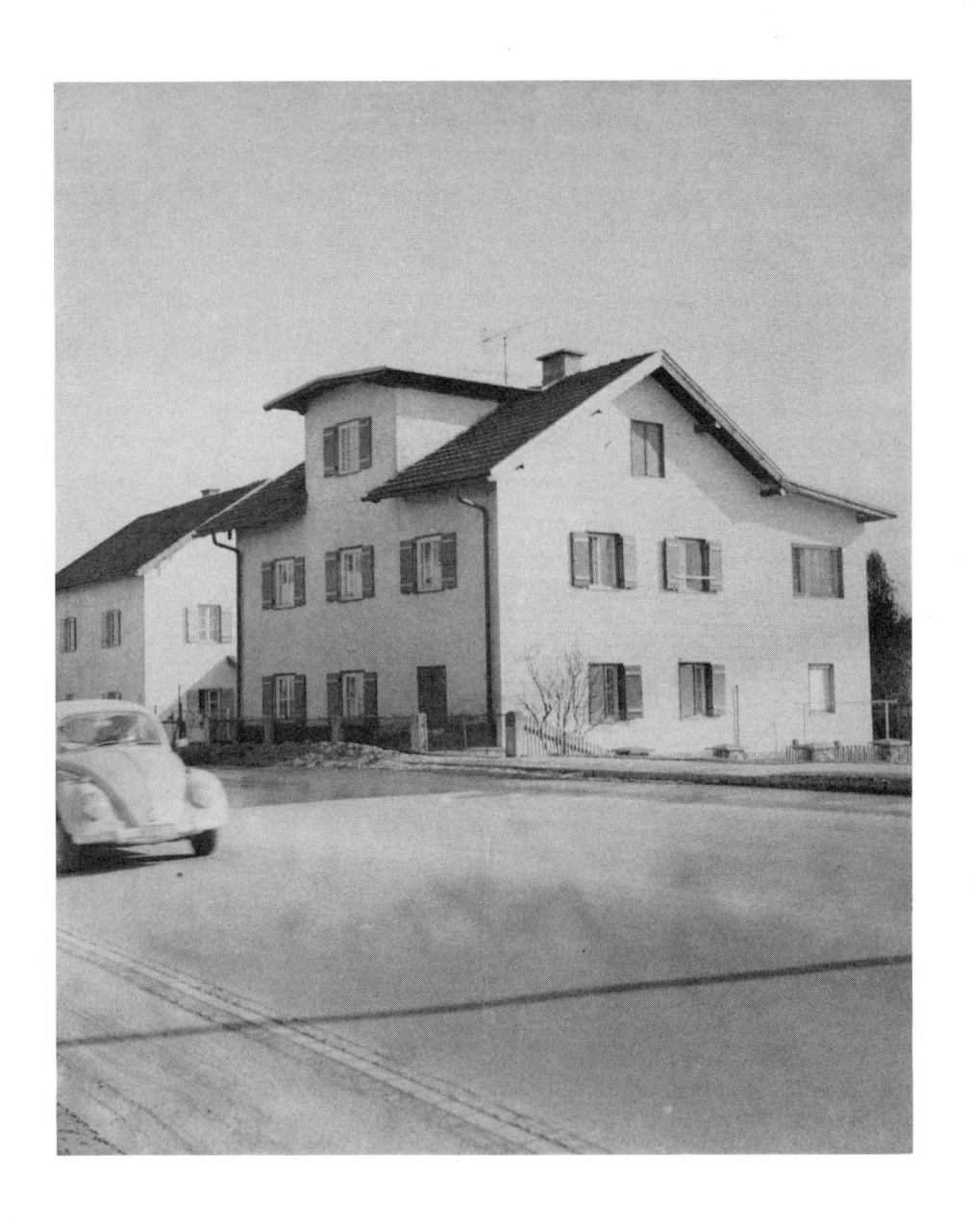

Das »Bayerl-Haus« an der Münchener Bundesstraße in Salzburg. Nur wenige Meter von der deutschen Grenze bei Freilassing entfernt.

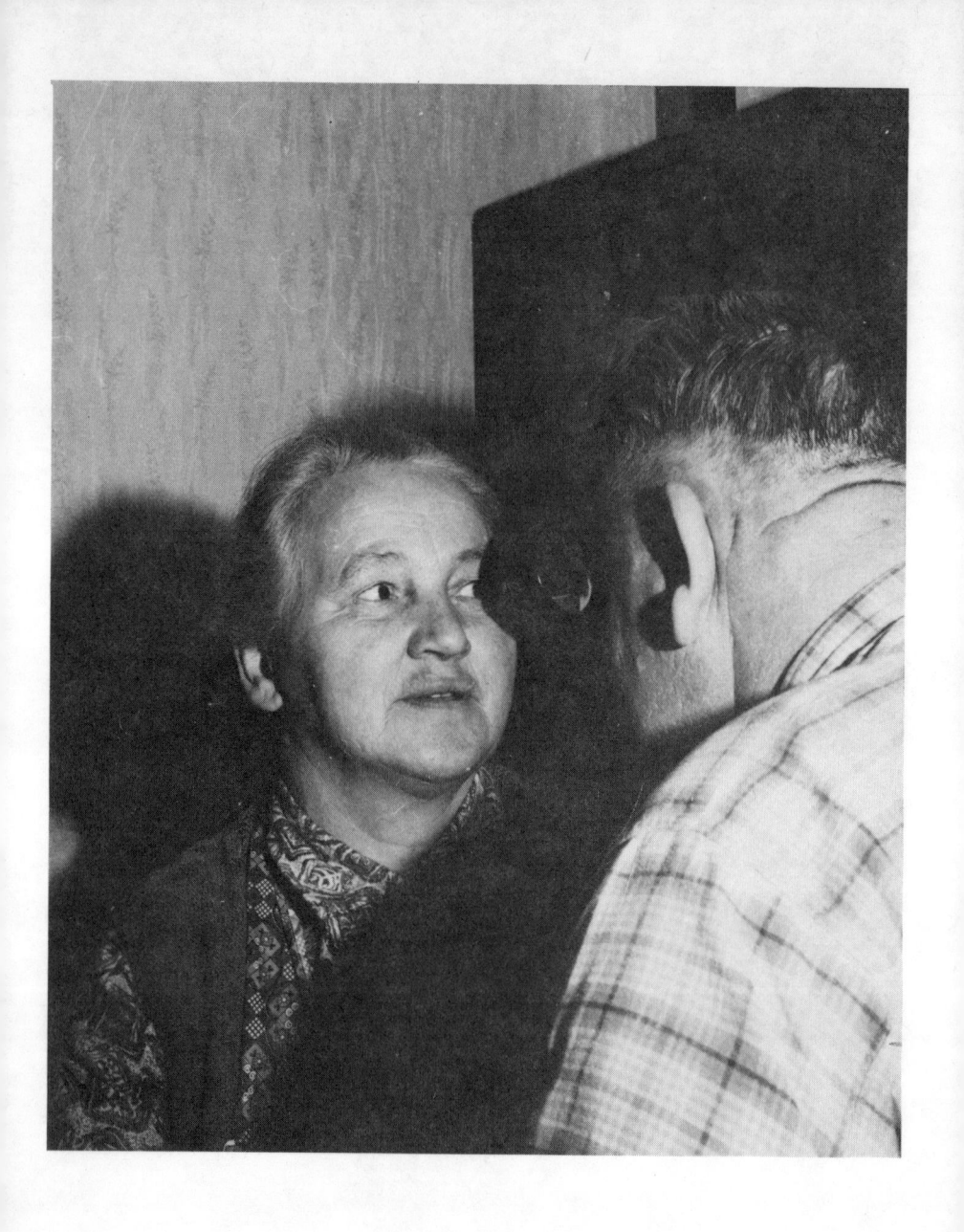

Die Augendiagnose ist für Bayerl von unerhörter Wichtigkeit. Zielsicher erkennt er die Krankheiten der Menschen.

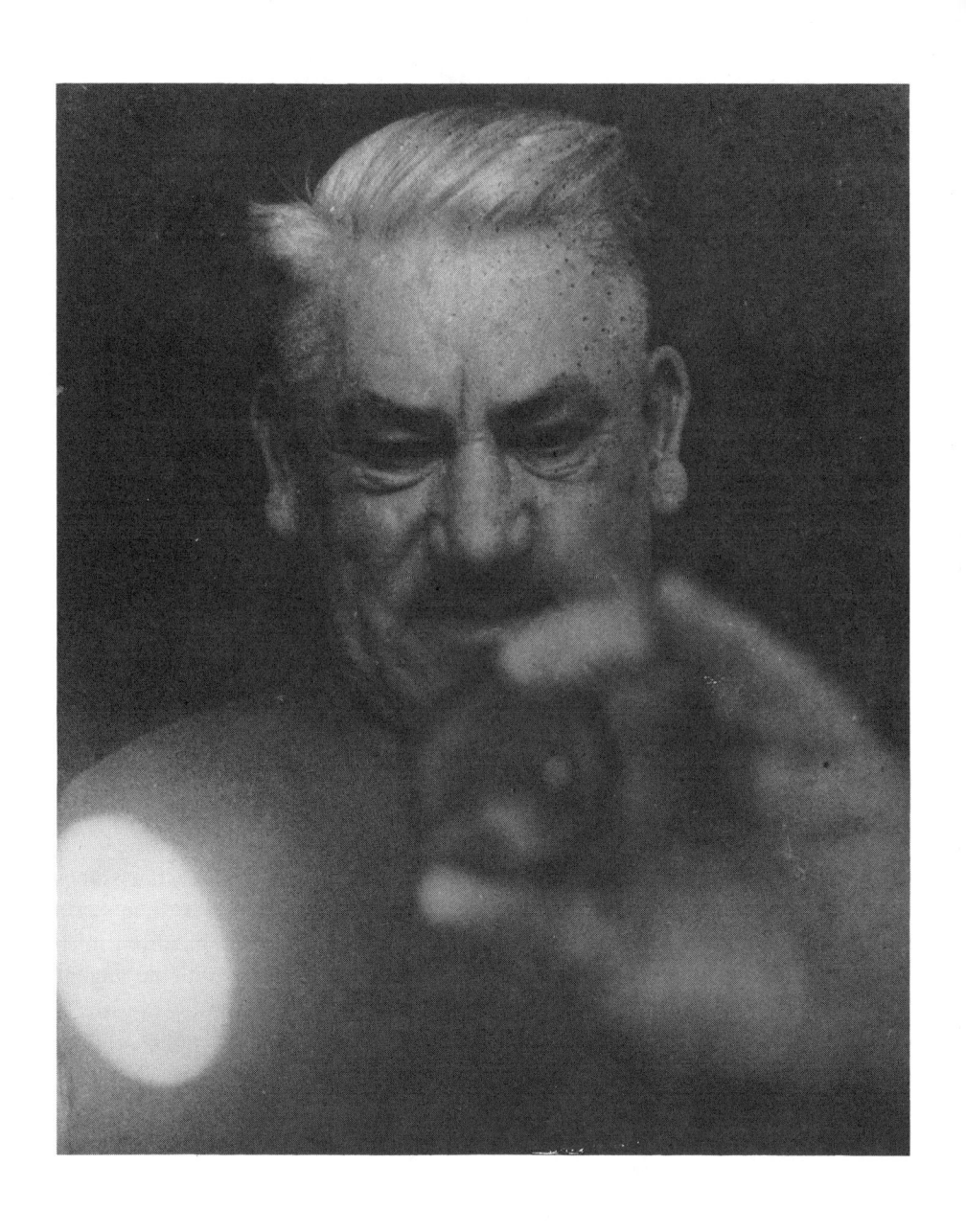

*Selbst Ärzte staunen über die Treffsicherheit
in der Diagnose eines Johann
Bayerl. Das Auge verrät ihm alles.*

dum geführt hätte. Mit anderen Worten: Statt ärztlicher Pamphlete gegen diesen Mann wäre doch nichts einfacher gewesen, die Bayerl-Medizin auf Herz und Nieren zu prüfen. Dann hätten die Bayerl-Gegner endlich auch einmal ordentliche Argumente in der Hand.
Bisher wurde nur sehr viel gegen – von schulmedizinischer Seite – oder für – von wundergläubiger Seite – Bayerl geschrieben. Beiden Teilen aber fehlen »echte Beweise«. Und darum sollte es doch wohl gehen. Nur im Hinblick ärztlich geleisetzen Hippokrates-Eides. Wir sollten uns in unserem Jahrhundert endlich einmal von mittelalterlichen »Hexenverfolgungen« befreien. Uns stehen ausreichend Mittel und Methoden zur Verfügung, der Wahrheit auf den Grund zu kommen. Der wissenschaftliche Fortschritt, auf den wir uns so viel einbilden, erlaubt es uns, Beweise oder Gegenbeweise rasch in jedem Labor zu schaffen.
Also, bisher wurde die Mühe gescheut, sich von wissenschaftlicher Seite her eines Johann Bayerl anzunehmen. Nach wie vor gilt er in Österreich (!) als »verbotener Heilpraktiker«, den man ja nach Belieben und Anzeigen in das Kittchen bringen kann. Und Bayerl hatte bisher ausreichend Gelegenheit, die »Schwedischen Gardinen« zu studieren. Meist dann, wenn er einem Todgeweihten zu neuer Gesundheit verhalf. Und dies – äußerst preiswert!
Meine Frau Elfi und ich begleiteten Johann Bayerl vor ein paar Jahren in Salzburg zu Gericht. Er war wieder einmal angeklagt. Von einer Patientin, der er zu neuer Gesundheit verhalf. Ein hoffnungsloser Fall. Bayerl heilte diese Frau. Sie zeigte ihn an, weil sie ihm das kleine Honorar nicht zahlen wollte. Bayerl wurde verurteilt. So einfach geht das. Den Reim, liebe Leser, machen Sie sich doch bitte selbst darauf.
Ich stehe auf dem Standpunkt, daß man nicht Tür und Tor allfälliger Scharlatanerie öffnen soll. Vor drei Jahren hatte ich im Winter einen Herzinfarkt. Die Ärzte im Wiener Allgemeinen Krankenhaus und später ein Internist brachten mich wieder auf Vordermann. Es waren »Schulmediziner«, denen ich meine augenblickliche Gesundheit verdanke. Das werde ich diesen Leuten nie vergessen – trotzdem: Im Sinne des menschlichen Beisammenseins müßten endlich einmal Barrieren durchbrochen werden. Wenn ich es ganz hart formuliere: Selbst ein blindes Huhn findet manchmal ein Korn.
So ein »blindes Huhn« mag nun Bayerl sein. Und weil wir alle eben nur ein Stück Natur sind, sollten wir folgender Überlegung Rechnung tragen: Gleichgültig, wer immer etwas im Kampf um die menschliche Gesundheit findet, er muß angehört werden. Professor Dr. Karl Dinklage aus Klagenfurt (Österreich) zum Thema Bayerl:
»...aus Gründen der Vollständigkeit ist zum Salzburger Naturheiler Johann Bayerl nachzutragen:

• Ein Arzt, dessen Name hier nicht genannt werden soll, war nach Operation und Bestrahlung in katastrophalem Zustand. Bayerl besserte seinen Zustand.

• Ein anderer Arzt, den seine Kollegen operiert und bestrahlt hatten und der mit wenig Hoffnung zu Bayerl kam. wurde hingegen von ihm tatsächlich geheilt, wofür ich einen Fachmann als Zeugen habe. Direkte Aussagen von Ärzten bringen diese in Schwierigkeiten mit ihrer Standesorganisation.

• Eine Klagenfurter Patientin hat (mit Mammakarzinom) viele Monate hindurch alle zwei Stunden die von Bayerl verordnete Medizin eingenommen, und seine Diät-und Behandlungsvorschriften eingehalten. Sie ist heute voll Freude über die gelungene Heilung und ihre wiedergewonnene Schaffenskraft, nachdem ihr die Bestrahlungen in Wien nicht viel genützt hatten.

Ich kann noch zahlreiche andere Fälle beibringen, in denen Bayerl geholfen hat!«

Es steht wohl fest: Kein anderer österreichischer Heilpraktiker ist so umstritten wie Johann Bayerl. Kein anderer ist auch so schwer zu beurteilen. Denn Bayerl behauptet nicht mehr und nicht weniger: »Ich kann Krebs heilen!«

Am 5. Februar 1975 sagte der österreichische Ärztekammerpräsident Dr. Richard Piaty:

»Derzeit kann ja niemand von sich behaupten, die Wahrheit über den Krebs und seine Behandlung zu kennen!«

Johann Bayerl hat bisher rund 4000 Menschen von Krebs und vergleichbaren bösartigen (vielleicht auch gutartigen) Tumoren befreit.

Bayerl heute: »Wenn ich jemanden vom Krebs befreit habe, dann heißt es hinterher – von der Ärzteschaft! – es habe sich um eine Fehldiagnose gehandelt. Immerhin habe ich dann also an die 4000 Fehldiagnosen geheilt...«

Ein großes Plus hat dieser Bayerl immerhin: Wenn Ärzte nicht mehr weiter wissen, dann schicken sie ihre Patienten zu ihm nach Salzburg. Bisher überlieferten 270 Ärzte »ihre Unheilbaren« an Bayerl.

Nochmals Ärztekammerpräsident Piaty: »Der Arzt hat alles zu tun, um den Menschen zu heilen und wenn er das nicht kann, seine Beschwerden zu lindern!«

Seit Jahr und Tag bemüht sich Bayerl, mit den Ärzten zusammenzuarbeiten. Er möchte ihnen sein »Geheimnis« mitteilen. Aber – die Schulmedizin verschließt sich gegenüber dem »Schneider aus Böhmen«, wie eine Wiener Ärztin meint. Johann Bayerl ist eben ein akademisch nicht gebildeter Außenseiter. Und – sollte er das »blinde Huhn« sein, dann wird man aus eben diesem Grund trotzdem nicht mit ihm arbeiten.

Vielleicht, so überlegte ich mir einmal, ist alles nur Geschäftsneid. Selbst Heilpraktiker aus Deutschland berichteten mir hinter vorgehaltener Hand:

»Der Bayerl ist bei der deutschen Heilpraktikerprüfung durchgefallen!«

Und wenn schon – was ja gar nicht stimmt! – als ob eine Prüfung irgendein Werturteil sei. Wichtig ist letztlich: Was bedeuten dieser Mann, seine Theorien, seine Methoden für uns. Für die Allgemeinheit. Aber darüber wird leider nicht gesprochen. Noch nicht . . .

Die Wissenschaft, liebe Leser, weiß bis heute keinen Rat im Kampf gegen den Krebs. Darf ich noch einmal an Prof.Dr.Fellinger erinnern, der da sagte, daß der modernen Medizin nur ein operativer Ausweg zur Verfügung stehe. So weit, so gut. Diesem offenbar schulmedizinischem Nichtwissen stehen dann die Naturheilmethoden, die allerdings verpönt sind, gegenüber. Jene Naturheilmethoden, die der akademischen Grundlage entbehren. Es sind Schneider, Schuster oder Bauern, die ein Mittel oder eine Methode finden. Vielleicht alles nur Illusion, aber, und das wollen wir festhalten, Illusion deshalb, weil es die Wissenschaft ablehnt, hier Tests und Experimente anzustellen. Weil an die akademische Tafel nach wie vor nur Graduierte dürfen, aber keine »blinden Hühner«, die möglicherweise das Korn gefunden haben.«

Ja, liebe Leser dieses Buches, diesen Bericht schrieb ich vor Jahren über Bayerl. Ich habe nur einen angeführt, um Ihnen zu dokumentieren, daß meine Haltung gegenüber diesem Mann stets die gleiche war. Johann Bayerl ist nicht ein »Objekt« über das man »plötzlich« schreibt. Mit diesem Mann muß man sich lange beschäftigen, um in medias res zu kommen. Heute weiß ich persönlich: Durch ungezählte Gespräche mit Patienten, mit Ärzten, mit Forschern und nicht zuletzt mit Bayerl selbst würde ich jederzeit unbedenklich mich in seine Behandlung begeben, wenn es einmal so weit sein sollte...

DAS LEBENSWERK BAYERLS IM INTERVIEW

Knapp vor Fertigstellung dieses Buches rief mich Johann Bayerl an.
»In dem Buch wird Rohkost empfohlen«, sagte er.
Stimmt, immer wieder habe ich auf die Bedeutung von Rohkost hingewiesen. Diese wird ja nunmehr ganz speziell empfohlen. Als letzte Station, nachdem wir uns und unsere Körper durch Monokulturen teilweise verseucht haben. Man redet von biologisch einwandfreiem Obst und Gemüse. Und davon, wie gesund der Genuß solcher Lebensmittel ist. Johann Bayerl war da anderer Meinung: »Wenn wir das empfehlen«, so meinte er, »dann machen wir einen entscheidenden Fehler. Auch die Rohkost ist nicht mehr günstig für den Menschen!«
»Und weshalb?« wollte ich wissen.
»Die Rohkost ist doch schädlich für den Menschen geworden«, konterte Bayerl. »Denken wir doch an die Umweltverschmutzung! Autos, Flugzeuge, Atombombenversuche – sie alle, und noch mehr, tragen dazu bei, daß die Rohkost von ehedem durch Umweltgifte verdorben wurde. Der Mensch ißt heutzutage viel zu viele Gifte in sich hinein, von denen er gar keine Ahnung hat!«
»Ja«, war ich fassungslos, »was soll man denn dann überhaupt zu sich nehmen?« Diese Frage beschäftigt heute schon ein ganzes Heer von Ernährungswissenschaftlern. Um hier eine richtige Antwort zu finden, müßten wir in das Philosophische geraten. Eines jedoch steht fest: Der Fortschritt hat aus uns Industrie- und Chemie-Abhängige gemacht. Vor allem die Landwirtschaft hat – wegen besserer Erträge – den chemischen Düngemitteln Tür und Tor geöffnet. Dadurch wird nicht nur der Boden – die Erde! – verseucht, sondern auch alles, was wir zu uns nehmen. Chemische Gifte beherrschen nunmehr unseren Körper und werden durch andere Chemieprodukte »bekämpft«. Sicher, wir haben eine Alters-Erwartungsgrenze erreicht, die im Verhältnis zu früheren Zeiten »traumhaft« sein mag. Doch – es gab auch noch nie so viele Krankheiten, wie just in unserem Zeitalter. Ist das der Preis des Fortschritts?
An dieser Stelle sollten wir uns der »alten Chinesen« vor rund 5000 Jahren entsinnen. Ganz kurz habe ich in diesem Buche auch den Taoismus anklingen lassen.

Eine der logischsten Formen, die ich im Verlaufe vieler Auslegungen zu hören bekam. Tao ist das Unfaßbare, des Unendliche – um es in unsere Sprache zu übersetzen – aus dem alles »wächst«, das zu unserem Wohl und Wehe beiträgt. Und aus diesem »Glauben« entspringt dann auch die These von Yang und Yin. Darüber habe ich ja schon in verschiedenen Zeitungsberichten oder auch in einem Buch geschrieben. Nur zur kurzen Information: Alles was ist, ist die Mischung zwischen Yin und Yang. Es ist das Zusammenspiel, aber auch das Gegenspiel von Yin und Yang, den zwei großen Gegenpolen. Yin und Yang umfassen alles, was im Universum ist, alles Lebendige und alles Tote. Wir erinnern uns: Man sagt, der Mann ist Yang, die Frau ist Yin. Außen ist Yang, innen ist Yin. Oben ist Yang, unten ist Yin – auf den menschlichen Körper bezogen. Eine Samenzelle zum Beispiel ist Yang, ein Ei ist Yin. Das heißt aber nicht, daß eine Samenzelle reines Yang ist, sondern sie ist mehr Yang, in Bezug auf die Zusammensetzung gemeint. Alle anderen Polaritäten sind im Verhältnis zueinander in ihren Mischungen zum einen mehr Yang, zum anderen mehr Yin. Sie sind Tochterpolaritäten. Das haben die Chinesen vor Jahrtausenden bereits gewußt! Die Grundpolaritäten selbst nennt man eben Yang und Yin. Der Überschuß an Yang in der Samenzelle im Verhältnis zur Eizelle und der Überschuß der Eizelle an Yin im Verhältnis zur Samenzelle läßt folgenden Schluß zu: Es gleicht sich letztlich alles aus zur Schaffung des Neuen. Die Überschüsse reduzieren sich gewissermaßen, und was übrig bleibt, ist wieder Yang und Yin, die sich vereinigen, um wieder etwas zu schaffen. Die Yang-Samenzelle dringt in das Yin-Ei ein und belebt es. Das Yin-Ei erhält die Yang-Samenzelle, die dadurch zu ewigem Leben wird. Es ist wohl einfach verständlich, was ich eben sagte, daß das Ei die Existenz der Samenzelle erhält, aber die Samenzelle das Ei belebt. Hier wird also Yang von Yin erhalten, wie Yin von Yang belebt.
Das Yang kann nur dann »in der Zeit« sein, wenn das Yin als Trägersubstanz, als Basismaterial, ihm die Möglichkeit dazu gibt. Yang und Yin aber selbst, die ursprünglichen, sind zeitlos ewig. Sie sind außerhalb des Kosmos, außerhalb des Universums und erst in ihrem Aufeinander- und Zueinandertreffen entstehen Kosmos und Universum überhaupt.
Nun, welche Schlußfolgerungen sollten wir aus dem Vorhergesagten ziehen? Einfach die: Wenn Sie, liebe Leser, die Bayerl-Diät genau unter die Lupe nehmen, dann erkennen Sie darin das Yang-Yin-Prinzip. Ohne dem Salzburger Naturheiler etwas unterstellen zu wollen: Er greift hier auf das uralte Prinzip der Chinesen zurück. Er läßt mit seiner Diät aus dem Seienden neues Werdendes werden. Sicher unbewußt, auf ein uraltes Prinzip zurückgreifend. Aber doch so unermeßlich wichtig für uns Menschen der Jetztzeit.
Und in diesem Zusammenhang möchte ich darauf hinweisen dürfen: Den Chine-

sen vor 5000 Jahren waren bereits Dinge bekannt, die sich heute der »Neuentdeckung« erfreuen. Vielleicht hätte man in der modernen Schulmedizin diesen Erkenntnissen schon seit langem Rechnung tragen sollen. Dann – vielleicht nochmals! – wären wir erst gar nicht in so mancherlei Sackgasse geraten. Lassen Sie mich ganz kurz abschweifen. Sie alle kennen – von der Akupunktur her – ganz gewiß das Meridiansystem. Lassen Sie mich die Meridiane vorstellen, nach folgenden Regeln. Wir müssen mit Tagesanbruch, also um vier Uhr früh beginnen. Und zwar mit dem ersten Meridian, dem die anderen folgen:

- 04 Uhr bis 06 Uhr – Lungen-Meridian
- 06 Uhr bis 08 Uhr – Dickdarm-Meridian
- 08 Uhr bis 10 Uhr – Magen-Meridian
- 10 Uhr bis 12 Uhr – Milz-Pankreas-Meridian
- 12 Uhr bis 14 Uhr – Herz Meridian
- 14 Uhr bis 16 Uhr – Dünndarm Meridian
- 16 Uhr bis 18 Uhr – Blasen-Meridian
- 18 Uhr bis 20 Uhr – Nieren-Meridian
- 20 Uhr bis 22 Uhr – Kreislauf-Sexualität-Meridian
- 22 Uhr bis 24 Uhr – Dreifach-Erwärmer-Meridian
- 00 Uhr bis 02 Uhr – Gallenblasen-Meridian
- 02 Uhr bis 04 Uhr – Leber-Meridian

Dieser Tabelle kann man also entnehmen, daß alle Meridiane sich um etwa zwei Stunden verschieben. In diesem Zusammenhang ist es auch interessant, daß beispielsweise, um nur eine Sache herauszugreifen, die meisten Menschen, wenn sie eine solche Krankheit haben, in der Zeit von 0 bis zwei Uhr, also zur Zeit des Gallenblasen-Meridians, entsprechende Schmerzen verspüren.
Um hier nicht in ein anderes Gebiet der PSI-Medizin abzuschweifen, möchte ich nicht ausführlicher werden. Doch: In diesem Buche haben Sie auch von einem Dr. Riedweg gelesen. Er sieht – nicht zuletzt – die Ursache eines Krebses in der Hypophyse. Und was ist das anderes als eine Auslegung schon vor 5000 Jahren entdeckter Erkenntnisse? Was sind Bayerl-Diäten anderes als die Rückkehr zu einem Yang-Yin-Prinzip? Man mag über die »alten Chinesen« spotten, so viel man will. Eines aber kann man ihnen, so meine ich, nicht absprechen: Daß sie – hätten wir auf sie eher gehört – jene Prinzipien verrieten, nach denen der Mensch gesundet oder erkrankt. Heute sprechen wir soviel von Vorsorgeuntersuchungen. Vor 5000 Jahren war es chinesische Medizin, die so behandelte: Der Gesunde gehört untersucht, damit er gar nicht erst erkrankt!
Diesen kleinen Ausflug in die Vergangenheit glaubte ich allen jenen Naturheilkundigen schuldig zu sein, die – wenn auch von der Schulmedizin angefeindet – zu-

rückzufinden suchen zu dem Ursächlichsten. Zur Natur! Zu natürlichen Gesetzen.

Und – ein Johann Bayerl tut nichts anderes. Es wäre jetzt wohl, im Rahmen dieses Buches, zu weit hergeholt, würden wir darüber debattieren, daß sich der Salzburger im ureigentlichsten Sinn mit dem »wieder« beschäftigt, was uns die Chinesen vor 5000 Jahren überliefert haben: Dem Prinzip von Yang und Yin. Denn Bayerl hält sich – wohl unbewußt – an diese Regeln: Das Obst, das Blattgemüse, also das Yang, das wir aufnehmen sollen, um das Werdende mit dem Seienden in uns aufzubauen.

All diese Theorien sind maßgebend für eine moderne Therapie. Unter Berücksichtigung des Fortschrittes dieser Welt. Und hier schließt Johann Bayerl den Kreis, wenn er sagt: »Das ist alles schön und gut, aber – die Chinesen wußten ja noch nichts von der anhaltenden Umweltverschmutzung, die in unseren Tagen wahre Blüten treibt!«

Wenn Sie sich, liebe Leser, den Bayerl-Überlegungen anschließen, dann werden Sie sehr schnell verstehen, was gemeint ist. Allein die Auto- und Flugzeugabgase machen bereits ein »biologisch reines Gemüse und Obst« unmöglich. Ganz abgesehen von anderen Umweltverschmutzungen. Letzten Endes aber haben wir unsere eigene Welt bereits auf dem Gewissen.

Nehmen wir einmal einen »biologisch anpflanzenden« Bauern unter die Lupe. Jahrelang hat dieser – um des Umsatzes willen – den chemischen »Fortschritt« befürwortet. Durch Düngemittel und Insektiziden wurde der Boden längst seiner natürlichen Aufgabe entfremdet. Nun gut, dieser Bauer bekennt sich mit einem Mal dazu, »umzustellen«. Er hat sich bekehren lassen, daß natürliche Schädlinge wichtig sind, daß ein von Natur aus gebebenes Gefüge nicht durch menschlichen Eingriff vernichtet werden darf. Er, dieser eine Bauer hat dies erkannt, und – was ist mit dem Nachbarn? Dort wird weiterhin chemisch gespritzt, gedüngt und vernichtet. Im Erdboden zieht sich diese Verseuchung, bedingt durch das Regenwasser, weiterhin fort. Es ist ein unendlicher Kreis, der erst dann gesprengt werden könnte, wenn sich die gesamte Menschheit ihrer Aufgabe, ihrer Verantwortung unserem Planeten gegenüber bewußt würde...

Johann Bayerl hat nicht so unrecht, wenn er die erste Station unserer »Geißel« in falscher Ernährung sieht. Freilich – nicht immer ist der Mensch selbst schuld an dieser falschen Ernährung. Denn, was sollte der einfache Konsument – vor allem in Großstädten! – tun, um sich dieser Verpestung zu entziehen?

Irgendwann einmal sagte ein kluger Mensch, dessen Name mir entfallen ist: »Der ärgste Feind des Menschen ist der Mensch!« Wer würde das heute noch bezweifeln wollen?

Kehren wir zu unserem Johann Bayerl zurück.

Da möchte ich so vermessen sein, zu behaupten: Er hat gar nichts Neues entdeckt! Er versucht lediglich, uns wieder auf den normalen Weg zurückzuführen. Auf den natürlichen.
In meiner jahrelangen Arbeit als Medizinjournalist habe ich viele Ärzte, Heiler und so weiter kennen gelernt. Darunter auch den Hypnose-Therapeuten Josef Günzel in München. Mit ihm hatte ich einmal ein Gespräch über die jetzt so »modernen Krankheiten«. Und die Begründung Günzels sollte eigentlich zu denken geben, wenn er da sagte:
»Den Leuten geht es heute wieder viel zu gut. Im und nach dem Krieg gab es viele Krankheiten gar nicht. Da mußten sie sich vernünftig ernähren, einfach aus der Tatsache heraus, daß es vieles nicht zu essen gab. Der Wohlstand hat die Leute dick gemacht, – und vor allem krank!«
Sicher war auch die Krebskrankheit schon vor etlichen Jahrhunderten bekannt. Aber – sie war keine »Geißel«. Sie war eine natürliche Auslese vor einer Überbevölkerung. So, wie es zu Kriegen kommen mußte, wenn Völker »explodierten«. Heute wird diese Krankheit überbewertet. Weil wir uns selbst – mit negativem Denken – in sie hinein »flüchten«. Auch ich bin der festen Überzeugung, daß wir einer Massenpsychose unterliegen. Und damit will ich gar nichts anderes sagen: Krebs ist – und nicht zuletzt – auch eine psychische Krankheit. Sonst gäbe es ja all die Fälle nicht, daß Kranke allein durch positives Denken gesundeten.
Verstehen wir uns nicht falsch, liebe Leser, die Arbeit eines Johann Bayerl soll in keiner Weise geschmälert werden. In meinen Augen ist seine prominenteste Leistung, daß er die Menschen zur Rückkehr zur Natur bewegen möchte. Und, wenn ich Bayerl jemals richtig verstanden habe, dann ist nicht die Völlerei des Menschen Lebensinhalt, sondern seine Funktion innerhalb der Natur. Diese These wird ihm – dem Bayerl – übrigens immer wieder bestätigt. Lassen Sie mich noch einmal dokumentieren. Am 10.3.1979 schrieb Dr. . . . aus S. (BRD) diesen Brief:
»Sehr geehrter Herr Bayerl,
für Ihren Brief möchte ich mich herzlichst bedanken. Heute bin ich mir klar darüber, daß Ihre Therapie Krebskranke zu heilen richtig ist. Die Schulmedizin operiert und bestrahlt und überläßt dann die Patienten ihrem Schicksal. Bei den Bestrahlungen können Strahlungsschäden (Strahlenfibrosen) entstehen, die dann Neuralgien auslösen, die für den Patienten das Leben zur Hölle machen. Nun versucht man mit Ultra Demoplas (Butacolidin-Vitamin 1, 6, 12 und Cortison) die Neuralgie zu behandeln. Wohl zum Teil mit Erfolg, aber der Körper wird wiederum mehr als belastet. Mit anderen Worten: Es ist ein Teufelskreis, wie Sie ja selbst in einem Brief erwähnten!
Bei meiner Frau wurde eine Lebervergrößerung (Metastasen) bis ins kleine Bekken mit einem Computertomograph (Schichtaufnahmen) festgestellt, doch ich

glaube das nicht! Meines Erachtens dürfte die Gallenblase so vergrößert sein, nach dem Braunauer Chirurgen und dem Herrn Primarius Mlococh. Vor einigen Tagen war bei meiner Frau der Stuhl ganz grün. Vielleicht hat sich ein Gallenstein aus dem kleinen Gallenblasengang gelöst (Ductus cysticus) und die Gallenflüssigkeit kam damit in den Darm und ging dann mit dem Stuhl ab. Wegen der blöden Bestrahlungen: Meine Frau wurde immer wieder bestrahlt, weil immer wieder Lymphdrüsenschwellungen auf dem Rücken auftraten, und deshalb habe ich immer wieder die Fahrt zu Ihnen dummerweise hinausgeschoben.

Ich bin nun von der Schulmedizin endgültig geheilt und werde ohne Rücksicht auf meine Praxis oder Bestrahlung Sie baldigst aufsuchen. Ich rufe vorher an und hoffe, Sie gesund anzutreffen. Heute bin ich überzeugt, daß Sie – wie Sie selbst schreiben – einen Patienten von einem Leberkrebs geheilt haben. Der Herrgott hat auch für diese moderne Krankheit der Menschheit Kräuter wachsen lassen. Früher gab es diese Krankheiten kaum, weil die Wiesen und die Felder von »Unkraut« nicht befreit waren und der Mensch mit seiner Nahrung alle diese Heilkräuter durch das Fleisch, das Gemüse, Mehl, etc. mitaufnahm. Heute gibt es nur Monokulturen, die dem Menschen all das nehmen, was er so dringend nötig hätte. Zum Schluß möchte ich mich noch vielmals für Ihre Ratschläge bedanken und ein herzliches Vergelts-Gott zum Ausdruck bringen.

        Ihr
        Dr. . . .

Dieses Schreiben beantwortete Johann Bayerl am 14. März 1979 folgendermaßen:

»Sehr geehrter Herr Dr. . . . !

Besten Dank für Ihre Schreiben und ich sende Ihnen meine Mittel gleich wieder zu, doch können meine Mittel allein den Krebs nicht heilen, solange meine gesamte Krebstherapie nicht nach meiner Vorschrift durchgeführt wird.

Leider hatten Sie in Ihre Kollegen von der Schulmedizin ein zu großes Vertrauen gelegt, sodaß Sie jetzt eines anderen belehrt wurden.

Es ist richtig, daß ich schwere Krebsfälle geheilt habe, doch alle kann ich auch nicht heilen und dies trifft dann zu, wenn der Krebs das Endstadium erreicht hat oder der Kranke sich nicht streng an meine Richtlinien hält.

Im W.-Sanatorium in S. habe ich jetzt zwei Todeskandidaten mit Krebs im Einverständnis mit den dortigen Ärzten in meiner Behandlung. Eine 36jährige Frau seit Dienstag und eine seit ein paar Tagen zuvor. Letztere ist drogensüchtig und trotzdem ist meine Therapie zufriedenstellend.

Ihrer Frau wünsche ich alles Gute und grüße Sie bestens
        Euer
        Johann Bayerl«

Als ich an den letzten Zeilen zu diesem Buch schrieb, rief mich Johann Bayerl in Wien an:
»Heute war eine 26jährige Frau bei mir. Die hat Brustkrebs. Und noch einiges dazu. Sie stammt aus Österreich. Da kann ich sie nur gegen ärztliche Überweisung behandeln. Weil sie eine solche nicht hatte, mußte ich sie wieder wegschikken!«
»Was wird aus dieser jungen Frau?« fragte ich.
»Sie wird sterben müssen«, meinte Bayerl traurig. »Aber ich darf ihr doch nicht helfen! Offiziell darf es mich ja gar nicht geben, nicht wahr?«
Soll dies das letzte Kapitel eines Grusel-Krimis über Johann Bayerl sein? Nun, ich denke, daß die menschliche Vernunft letztendlich doch noch den Sieg davon trägt. Zum Abschluß dieses Buches möchte ich sagen dürfen: Jahrelang kenne ich nun »den Bayerl« aus Salzburg. Vielleicht besser, als er selbst weiß. Tausende von Patienten schrieben an mich. Sie schrieben von wundersamen Heilungen bis zu Aufrufen, es möchte doch endlich einmal etwas für diesen Mann getan werden. Das alles kann einfach keine Massenhysterie mehr sein! Denn, wäre sie das, dann müßte ich – und wohl jeder andere auch! – an dieser Schulmedizin ernstlich zweifeln. Denn, dann wären das ausnahmslos »Massen-Fehl-Diagnosen«.
Die Bayerl-Therapie hat sich inzwischen durchgesetzt. Sie kommt als »Kurpackung« auf den Apotheken-Markt. Aber trotz allem: Zurück bleibt ein verbitterter alter Mann, dem man die Anerkennung versagte. Wohlgemerkt, die Anerkennung seitens der Schulmedizin, denn Tausenden von Patienten war es bisher gleichgültig, ob dieser Bayerl promoviert hatte oder nicht. Tausende fragten nicht nach seiner Schulbildung. Tausende sahen und fanden in ihm die letzte Hoffnung – und Rettung! Und einem kranken Menschen ist es einfach gleichgültig, wodurch oder durch wen er gerettet wurde. Für ihn ist es Hauptsache, daß er diesem schnöden Leben erhalten blieb.
»Seit Jahrzehnten«, sagte mir Bayerl, »trage ich der Schulmedizin an, mit ihr arbeiten zu wollen. Auch der österreichischen Ärztekammer habe ich wiederholt einen Brief geschrieben, man solle mir die Chance geben, mein Können unter Beweis zu stellen. Darauf bekam ich nicht einmal eine Antwort!«
Vielleicht sollte man doch einmal diesem Bayerl eine Chance geben? Man kann ja – falls erwiesen – dann endlich den Menschen sagen: Auch ein Bayerl hat geirrt! Solange dies nicht geschieht, sind Worte »gegen den Naturheiler« einfach lächerlich, nicht wahr? Da möchte ich gar nicht erst von meinem Verdacht sprechen, daß sich manch einer nicht ein »schönes Geschäft« kaputt machen lassen möchte. Denn reden wir zum Schluß auch noch davon.
»Was kostet denn so eine Krebsbehandlung bei Ihnen?« fragte ich Bayerl.
»Jo mei«, meinte er. »Das kommt darauf an, wie schwer die Krankheit schon ist.

Manchmal brauche ich bis zu zwei Jahren, um dem Kranken Heilung zu geben. Dann kommt das – alles in allem – schon auf 1500 bis 2000 Mark!«
Jetzt erübrigt sich wohl jeder weitere Kommentar, liebe Leser.
»Und wie lautet die Zusammensetzung Ihrer Naturheilpräparate?« wollte ich wissen.
Darauf Bayerl: »Das verrate ich keinem Menschen! Außer, die Herren Mediziner erlauben mir einmal, unter ihrer Aufsicht, einem Kranken die Gesundheit, das Leben, wieder zu geben. Ich möchte ja nicht auf meinem Geheimnis sitzen bleiben. Aber – dann bitte, laßt mich doch helfen und heilen!«
Das, wie schon gesagt, kann ich einem Bayerl nicht ermöglichen. Alles, was ich für ihn tun konnte war, sämtliche Politische Parteien zu interessieren. Von allen Seiten bekam ich viele Versprechungen. Gehalten wurde bis zum heutigen Tage nichts. Wahlen sind ja so selten, und dann denkt man auch nicht unbedingt an das »Stimmvieh« zum Bezug höherer Politikergehälter . . .
Begnügen wir uns also mit dem, was wir haben: Mit einem Johann Bayerl!
Und dieser Bayerl erhält täglich neue Bestätigungen. Wie schon in früheren Zeiten.
Am 4. Mai 1961 schrieb A. M. aus S.:
»Im Jahre 1955 trat bei mir Appetitlosigkeit mit besonderem Ekel vor Fleisch und Gewichtsabnahme auf. Im Bauch hatte ich Schmerzen, besonders an einer Stelle. Ich ging zum Arzt, der mich untersuchte, doch hat er meinem Leiden keine besondere Beachtung beigemessen. Er nahm mich in Behandlung, die aber keinerlei Linderung meiner Beschwerden brachte. Ich ging dann noch zu zwei Ärzten, und auch diese Behandlungen blieben ohne Erfolg. Kein Arzt sagte mir, was eigentlich los war mit mir. Ich hatte das Gefühl, daß sich die Ärzte in der Diagnose über mich im Unklaren waren. Mein Zustand verschlimmerte sich immer mehr und schließlich tauchten in mir Zweifel an der ärztlichen Kunst auf.
Meine letzte Hoffnung war nur mehr der Heilpraktiker Johann Bayerl, der in Salzburg wohnte. Ich ging zu ihm und ersuchte ihn, mir zu helfen. Er untersuchte mich gründlich und fand im Dickdarm eine harte Geschwulst, die sehr schmerzhaft war. Er versprach mir zu helfen, wenn ich seine Ratschläge genau befolgen würde. Dies habe ich auch getan. Es war ein Krebs im Dickdarm. Ich hatte keine Hoffnung mehr, gerettet zu werden. Herr Bayerl aber war sich sicher, mir helfen zu können. Heute bin ich wieder gesund und habe mein Leben nur Herrn Bayerl zu verdanken. Er war mein Lebensretter in höchster Not. Dies kann ich jedem Menschen bestätigen.

      Hochachtungsvoll
      A. M.«

Oder A. W. aus S. am 12. Mai 1961:
»Im Jahre 1955 war ich an einem Leberkrebs schwer erkrankt. An eine Heilung war nicht mehr zu denken. Die ärztlichen Behandlungen waren vollkommen erfolglos. Letztlich wollte man an mir noch einen operativen Eingriff machen. Dies ließ ich nicht machen, denn ein Kollege mit demselben Leiden verstarb bei diesem Eingriff. Ich ging lieber zu dem Heilpraktiker Johann Bayerl, der zunächst ebenfalls eine Behandlung an mir nicht mehr durchführen wollte. Da ich ihm sagte, er sei meine letzte Hoffnung, übernahm er die Behandlung. Nach etwa zwei Jahren war ich durch Bayerl vollkommen geheilt. Bereits nach einigen Monaten konnte ich schon eine Linderung meines Leidens feststellen. Heute bin ich wieder vollkommen gesund!
Mit Recht behaupte ich, daß Herr Bayerl mein Lebensretter in allerhöchster Not war
                     mit lieben Grüßen
                          A. W.«

Oder O. S. aus W. schrieb am 30. April 1961:
»Ich kann Herrn Johann Bayerl, Heilpraktiker, bestätigen, daß ich durch ihn von einem Magen- und Zwölffingerdarm- und Bauchspeicheldrüsenkrebs geheilt wurde.
Ich litt an heftigem Durstgefühl, starker Gewichtsabnahme, Müdigkeit, Appetitlosigkeit und starken Druckschmerzen im Magen- und Darmgebiet.
Da man als Dentist auch gewisse Fachkenntnisse besitzt, haben mir diese Schmerzen große Sorgen bereitet. Bayerl stellte einwandfrei einen Krebs im Entwicklungsstadium fest, was auch später durch einen Facharzt mit Sicherheit diagnostiziert wurde.
Ich habe die von Herrn Bayerl vorgeschriebene Diät genauestens eingehalten, ebenfalls die von ihm verordneten Medikamente eingenommen. Da Bayerl auf dem Gebiet des Krebses als Fachmann bekannt ist und er auch schon in unserer Familie ebenfalls einen Darmkrebs vollkommen geheilt hat, vertraute ich mich ihm an und wurde ebenfalls, wie viele andere, von ihm geheilt.
                          O. S.«

Wahre »Berge« solcher Bestätigungen liegen mir vor. Alle diese zu veröffentlichen würde den Rahmen dieses Buches sprengen. Es ist auch nicht der Sinn und Zweck, hier allzu ausführlich zu werden. In dieser Dokumentation ging es schließlich darum, einen Querschnitt aus dem Schaffen eines Bayerl zu geben.
»Na ja«, meinte Bayerl zu mir, »die Leute schreiben mir solche Bestätigungen. Die Ärzte schreiben die auch. Aber die darf ich natürlich nicht veröffentlichen. Sonst bekommen die Herren Schwierigkeiten mit ihren Kammern. Ich bin nun

einmal der unerlaubte Heiler, zu dem alle kommen, die nicht mehr weiter wissen!«

Ist Johann Bayerl ein »modernes Schicksal«? Ja und nein! Er ist es auf keinen Fall, weil heute in der Heilkunde ungeheuer viel Scharlatanerie betrieben wird. Oft ist es unverantwortlich, was sich alles als Heiler bezeichnet. Und dann ist es schwer, zu schwer die Spreu von dem Weizen zu trennen. Insoweit ist Bayerl ein Opfer jener, die des Mammons willen dem Kranken, dem Hoffnungslosen den letzten Pfennig aus der Tasche ziehen ohne wirklich helfen zu können. Hier aber sollte sich unsere Gesellschaft vor den Ausbeutern schützen: Man muß jenen Gelegenheit geben, ihr Können unter Beweis zu stellen, die jahrelang erfolgreich an einer Therapie arbeiteten. Als Idealisten, als Menschen, die anderen Menschen helfen wollen. Aus einem puren, natürlichen Drang heraus. Wie ein Johann Bayerl! Man darf nicht »alle« in einen Topf werfen. Das, so meine ich, wäre oberste Aufgabe einer akademischen Medizin!

Nun schreibe ich die letzten Zeilen zu diesem Buche. Wir haben mit Sicherheit, liebe Leser, einen der interessantesten Menschen unserer Tage kennen gelernt. Vor allem aber das Werk eines Mannes, der ständig bemüht ist, das Beste für unser Wohl zu wollen. Sagen wir es mit einfachen Worten: Dieser Johann Bayerl ist einer der wenigen Idealisten dieser Welt.

Sollten wir nicht doch auf solche Menschen hören . . . ?

                                 Ende

SELBSTHILFE MIT HEILKRÄUTERN
(Kleine Fibel für den Hausgebrauch in alphabetischer Reihenfolge von Dr. Elfi Wenzel-Boedecker).

Heilkräuter kennt man praktisch seit dem Entstehen der Menschheit überhaupt. Unsere Ur-Ur-Ur-Ahnen wußten ihre Krankheiten ja gar nicht anders als mittels Pflanzen zu behandeln. Dabei war es gleichgültig, ob es sich um äußere oder um innere Krankheiten handelte. Und auch heute noch bilden bei den sogenannten nichtzivilisierten Völkern alle möglichen Kräuter den wesentlichen Faktor für ein ›gesundes Leben‹.
Manche Heilkräuter-Rezepte aus längst vergangener Zeit sind uns bis heute erhalten geblieben. Und nicht selten staunen wir über die erfolgreiche Wirkungsweise. Mag also der große Paracelsus bis in unsere Tage recht behalten, wenn er da sagte, daß »die Berge und Täler und Triften Apotheken seien«.
Kühn soll hier die Behauptung aufgestellt werden, daß nichts so gründlich erforscht wurde, wie eben die natürliche Heilkraft der Pflanze auf den Menschen. Seit Jahrtausenden, so müssen wir bedenken, ist der homo sapiens selbst ein Stück Natur, abhängig von ebendieser Natur. Heute gehören Heilkräuter-Arzneibücher zu den ältesten der Welt! Wie etwa jenes des Chinesen Li Che Ten unter dem Titel ›Peng T'Sao‹, das vor etwa 2000 Jahren geschrieben wurde. Etwa tausend Pflanzen werden da vorgestellt und achttausend Rezepte über ihre nützliche Anwendung. Der griechische Naturforscher Dioskurides verfaßte Schriften über 600 Pflanzenarbeiten, der Römer Plinius der Jüngere entdeckte die Eigenschaften des Kohls, arabische Heiler und diejenigen des alten Israel suchten Hilfe bei Pflanzen. Sie waren alle der Ansicht, die Galen formulierte: »Die Natur ist die Grundtriebskraft unserer Fähigkeiten, sie muß auch ihr erster Diener sein!«
Heute, in unserem übertechnisierten Zeitalter, in einer Welt voll chemischer Heilmittel, suchen wir rein instinktiv unser Heil wieder in der Natur. Und dies ist auch richtig so. Denn eben die Natur gibt uns ungezählte Mittel und Möglichkeiten zu einer erfolgreichen und durchwegs nicht kostspieligen Selbstbehandlung verschiedenster Krankheiten.
Nachstehend sollen Rezepte gegen die wohl am häufigsten auftretenden Krankheiten angeführt werden.

- ANÄMIE

Empfehlung: Brunnenkresse (Nasturtium).
Die Brunnenkresse wird gegen vielerlei Krankheiten zum Einsatz gebracht. Ihr gefilterter Saft wird nicht selten gegen einfache aber auch geschwürige Mundfäule verwendet. Die Kresse ist ein Blutreinigungsmittel, wird bei Hautkrankheiten und Trägheit der Verdauungsorgane angewendet, auch bei Blasenkrankheiten und Nierensteinen. In die Nase geträufelt heilt der Saft Schleimhautpolypen.
Weitere Mittel bei Anämie: Alant, Distel, Enzian, Gundermann.

- ANGINA

Empfehlung: Große Klette (Arctium lappa).
Die Wurzel dieser Pflanze ist schweißtreibend, blutreinigend und hat auch in Überdosis keine physiologischen Begleiterscheinungen. Man verabreicht sie weiters bei Gicht, Rheumatismus, Hautafektionen und Syphilis.
Weitere Mittel bei Angina: Hechelkraut, Schwarzer Holunder.

- APPETITLOSIGKEIT

Empfehlung: Hopfen (Humulus lupulus).
Die bitteren Hopfenzapfen werden als Tee zubereitet. Dieses Getränk regt die Verdauung an und fördert den Appetit. Vorsicht vor Überdosis: Hopfen erhöht zwar die Lebensenergie, beschleunigt den Puls, hebt die Körpertemperatur, verursacht aber oft auch Schwindelgefühl und Kopfschmerzen.
Weitere Mittel: Rhabarber, Bitterklee, Ehrenpreis.

- ARTHRITIS

Empfehlung: Rüsterstaude (Spiraea ulmaria).
Wurzel und Blätter, zu Tee verkocht, wirken adstringierend und haben kräftigende Eigenschaften. Die Pflanze wirkt auch sehr gut bei Gebärmutterblutungen, Husten und entzündlichen Krankheiten.
Weitere Mittel: Hechelkraut, Weiße Zanunrübe, Veilchen, Schwarzer Holunder

- ASTHMA

Empfehlung: Frauenhaar (Adiantum capillum veneris).
Man gießt kochendes Wasser über die Blätter und erhält so einen teeartigen Aufguß. Dieser ist schleimlösend, lindert die Heftigkeit und Trockenheit des Hustens. Praktisch ist dieser Tee bei allen katarrhalischen Affektionen anzuwenden.
Weitere Mittel: Lobelie, Melisse, Baldrian.

- BINDEHAUTENTZÜNDUNG

Empfehlung: Gemeines Geißblatt, Gemeine Heckenkirsche (Lonicera xylosteum)
Der 1 bis 1,50 Meter hohe Strauch trägt gelblich-weiße Blüten und rote Beeren.
Die Pflanze kann auch bei Schlaflosigkeit eingesetzt werden.

- BLÄHUNGEN

Empfehlung: Gemeiner Löwenschweif (Leonurus cardiaca).
Die Pflanze gehört zu den Lippenblütlern und riecht ziemlich unangenehm. Man findet sie an Hecken und Wegrändern. Sie hilft weiters bei nervösen und funktionellen Herzstörungen, Beschwerden infolge der Wechseljahre, Nervenschwäche, Angstzuständen.
Weitere Mittel: Zaunwinde (Convolvulvus sepium)

- BLUTDRUCK (erhöhter)

Empfehlenswert: Petersilie (Petroselinum)
Seit altersher bekanntes Mittel gegen hohen Blutdruck. Wirkt außerdem appetitanregend, harntreibend und schweißerregend. Petersilienöl bewährt sich bei Tripper. Der Saft der Pflanze in Weißwein getrunken hilft bei Darmträgheit.
Weitere Mittel: Lauch, Kerbel, Mistel, Gartenraute.

- **BRONCHITIS**

Empfehlung: Anis (Pimpinella anisum)
Anis wirkt weiters bei Blähungen, ist harntreibend, schleimlösend, regelfördernd, hilft bei Schwindelanfällen und Ohnmachten sowie bei nervösen Kopfschmerzen.
Weitere Mittel: Edelkastanie, Brunnenkresse, Gundermann, Majoran, Kiefer, Wiesenschlüsselblume, Ehrenpreis, Gemeines Fettkraut (Pinguicula vulgaris. Man findet es auf nassen Gebirgswiesen und Mooren, es ist auch ein ausgezeichnetes Mittel gegen Keuchhusten.)

- **DIARRHÖE**

Empfehlung: Quitte (Cydonia).
Der Saft der Quitte hilft bei Durchfällen sehr gut und schnell.
Weitere Mittel: Lauch, Nelkenwurz, Heckenrose, Erdbeere, Gamander, Verbene. Hervorzuheben ist auch die Europäische Linde (Tilia cordata). Man findet sie in Wäldern und Anpflanzungen und sie bekämpft nicht nur den Durchfall sondern auch Koliken und Magenkrämpfe.

- **FIEBER**

Empfehlung: Gurkenkraut (Borrago).
Gurkenkraut wird vor allem bei jenen Krankheiten eingesetzt, die Blutreinigung und Schweißerzeugung erfordern. Schon im Mittelalter wurde Gurkenkraut, oder auch Borretsch genannt, bei Fieberausbrüchen dem Patienten verabreicht.
Weitere Mittel bei Fieber: Stechpalme, Salbei, Linde. Auch Eisenhut ist sehr wirksam (Aconitum napellus). Er wird weiters in der Homöopathie bei Herzleiden, Lungenentzündungen und Nervenschwäche eingesetzt.

- **GALLENBLASENENTZÜNDUNG**

Empfehlung: Acanthus
Ein Aufguß der Blüten und Blätter (er enthält mineralisches Salz) wirkt verdauungsanregend.

Weitere Mittel: Artischocke, Distel, Berberitze, Enzian, Gamander, Pfefferminze, Rosmarin. Auch echtes Tausendguldenkraut (Erythraea centaurium), ein gutes Bittermittel, ist sehr heilsam.

● GALLENKOLIK

Empfehlung: Artischocke.
In Weißwein eingeweicht hilft die Wurzel gegen Wassersucht, Gelbsucht und Verstopfungen.
Weitere Mittel: Berberitze, Verbene.

● GASTRITIS

Empfehlung: Engelwurz (Angelica).
Heute noch gilt Engelwurz bei den Lappen als hervorragendes Heilmittel, das gekaut wird. Bei Koliken wird Engelwurz in Norwegen in Brot gebacken oder in Milch gemixt. Engelwurz hilft auch bei Verdauungstörungen und Appetitlosigkeit, Krämpfen und Blähungskoliken.
Weitere Mittel: Basilikum, Kamille, Wiesenschaumkraut, Enzian, Pfefferminze, Schafgarbe, Bitterklee.
In der Homöopathie wird aus dem reifen Samen der Kornrade (Agrostemma gigatho) eine Tinktur zur Verwendung bei Gastritis hergestellt.

● KRAMPFADERN

Empfehlung: Echte Roßkastanie (Aesculus hippocastanum).
Sie hilft auch bei Beingeschwüren und Hämorrhoiden.
Weitere Mittel: Heckenrose, Mistel.

● KLIMAKTERIUMBESCHWERDEN

Empfehlung: Gemeine Osterluzei (Aristolochia clematitis)
Sie hilft auch bei Gicht und Rheuma.

- **KEUCHHUSTEN**

Empfehlung: Sumpfdotterblume (Caltha palustris).
Auch bei Bronchitis ist sie sehr wirksam.
Weitere Mittel: Sonnentau (Drosera rotundifolia), Goldrute (Solidago virgaurea).

- **KREISLAUF**

Empfehlung: Roßkastanie (Aesculus hippocastenum).
Die Rinde des indischen Roßkastanienbaumes enthält Aesculin, das, in Wasser gelöst, die Wirkung von Chinin noch übertrifft.

- **MENSTRUATION** (unregelmäßige)

Empfehlung: Rosmarin (Rosmarinus)
Man verwendet die Blütenspitze dieser Pflanze. In der Medizin ist der Rosmarin als energisches Reizmittel bekannt. Die Eigenschaft wird durch Destillation noch verstärkt. Aus diesem Konzentrat wird ein Mittel zum Einreiben gewonnen, um den Blutkreislauf anzuregen und ableitende Wirkungen zu erzielen.
Weitere Mittel: Kamille, Schafgarbe, Senf.

- **MIGRÄNE**

Empfehlung: Melisse (Melissa).
Diese Pflanze kannte man bereits in der Antike. Die Melisse beeinflußt Kopf- und Herzschmerzen wohltuend.
Weitere Mittel: Heckenrose, Mistel, Pfefferminze, Verbene.

- **NERVOSITÄT**

Empfehlung: Lavendel (Lavandula).
Lavendelessenz – eine Kohlenwasserstoffverbindung – ist heute in einer Reihe medizinischer Präparate enthalten. Lavendel wird in der Medizin als anregendes und stärkendes Medikament zum Einsatz gebracht.

Weitere Mittel: Baldrian, Hopfen, Gänsefingerkraut, Schlafmohn (Papver somniferum).

- NESSELFIEBER

Empfehlung: Esche, Brennessel, Stiefmütterchen, Verbene.

- NIERENKOLIK

Empfehlung: Brennessel (Urtica).
Die Brennessel hilft vor allem gegen Blut im Harn.
Weitere Mittel: Petersilie, Löwenzahn (Taraxacum officinale), Feld-Mannstreu (Eryngium campestre), Acker-Schachtelhalm (Equisetum arvense).
Kräuter gegen Nierensteine, Brennessel, Hechelkraut, Eberwurz, Schwarzer Holunder.

- RHEUMATISMUS

Empfehlung: Kiefer (Pinus silvestris).
Das in den Schuppen der Zapfen enthaltene Terpentinöl ist hier der Hauptwirkstoff, daraus werden Tees oder Sirup bereitet. Gegen Rheumatismus wird der Absud (nach dem Kochen) von Kiefernadeln verwendet.
Weitere Mittel: Kunigundenkraut, Stechpalme, Schwarzes Bilsenkraut, Senf, Rüsterstaude, Efeu (Hedera helix), Taumel-Lolch (Lolium temulentium), Gemeiner Spargel (Asparagus officinalis).

- VERSTOPFUNG

Empfehlung: Zaunwinde (Convolvulus sepium).
In Dosen von 1 bis 2 Gramm wird der milchige Saft der Pflanze als hervorragendes Abführmittel angewendet. Ebenso die zerquetschten Blätter als Tee zubereitet.
Weitere Mittel: Ginster, Lein, Senf, Kreuzdorn, Rhabarber.

- DIABETES

Empfehlung: Bockshornklee (Trigonella)
Die schleimhaltigen Samenkörner werden in der Medizin stark empfohlen. Bockshorntee ist als Absud ein gutes Heilgetränk.
Weitere Mittel: Preiselbeere, Brennessel, Geißraute, Bohnenkraut.

UND ZUM SCHLUSS NOCH EIN WORT...

Das ist doch immer dasselbe: Wenn ich ein Buch beginne, dann nehme ich mir vor, was ich alles sagen werde. Dann schreibe ich die paar ersten Seiten und habe das Gefühl: Mit diesem Buch wirst Du nie fertig! Dann bin ich mitten drin, komme zum Ende und plötzlich denke ich: Dies und das hättest Du noch sagen sollen.
Nicht anders erging es mir bei Johann Bayerl. Zu diesem Thema wäre noch unendlich viel zu sagen. Soviel, daß ich noch weitere Bände schreiben könnte. Jahrelang habe ich Berge von Material gesammelt. Immer wieder sprach ich mit Bayerl, seinen Patienten, mit Ärzten und jenen, die zum Thema etwas zu sagen hätten. Würde ich all das berücksichtigt haben, dann wäre es ein »unendliches Buch« geworden.
Nun ist dieses Buch fertig. Es ist eine Skizze aus dem Leben eines Menschen, der für andere Menschen da ist. Mehr soll es auch nicht sein.
Tausende von Bayerl-Anhängern warten auf dieses Buch. Doch sie alle konnten und können mich nicht beeinflussen, das Werk dieses Mannes aufzuzeichnen. In meiner Art! Und diese Art ist gewiß subjektiv. Denn auch als Autor ist man nur ein Individuum unserer schönen Erde.
Auf die Reaktionen bin ich gespannt. Vor allem aus den Kreisen der Schulmedizin. Denn jetzt hat diese das Wort! Mit Antworten auf ganz präzise Fragen: Weshalb widerlegt man einen Bayerl nicht sachlich? Weshalb arbeitet man – kann man ihn nicht widerlegen – mit ihm zusammen? Weshalb schicken Hunderte von Schulmedizinern – und die Beweise sind ja da – ihre Patienten zu dem »unerlaubten Heilpraktiker«?
Diese Dokumentation soll keine Hymne auf Johann Bayerl sein, wenngleich ich ihn privat ungemein schätze. Alles was ich wollte, und hoffe erreicht zu haben, ist, einem Phänomen ein kleines, ganz bescheidenes Denkmal zu setzen. Einem »blinden Huhn«, das solange ein Korn gefunden hat, bis nicht ein anderes sehendes es ihm wegnehmen kann.

Und noch etwas hat mich beim Abfassen dieses Buches gefreut: Ein Johann Bayerl ist bereits internationaler Begriff. Er braucht beileibe keinen Schreiberling, der seinen Namen vor der Öffentlichkeit vertritt. Trotzdem hat mir Johann Bayerl seine Archive geöffnet und mich weitestgehend in meiner Arbeit unterstützt. Dafür muß ich ihm meinen besonderen Dank zollen.

Und nun noch eine bange Frage: Was wird, wenn es einen Bayerl nicht mehr gibt? Für diese Zeit bleibt uns nur noch Hoffnung, liebe Leser. Die Hoffnung darauf, daß sich »Erben« finden werden, die den einmal eingeschlagenen Weg fortsetzen. Im Geiste und im Sinne eines Johann Bayerl. Und es wäre wohl ein Triumph der Menschheit, wenn wir uns diese Frage erst gar nicht zu stellen bräuchten. Wenn wir rechtzeitig diesem Mann jene Ehre zuteil werden lassen könnten, die er sich wohl in unser aller Interesse verdient hat. Viele Tausende verdanken ihm, dem nichtgelernten Mediziner, ihre Gesundheit.

Aber – wer fragt schon danach, wie und durch wen er gesundete, wenn er nur überhaupt gesundete . . . ?

Danke schön, daß Sie dieses Buch gelesen haben. Und ich wünsche Ihnen von Herzem alles Gute.

Der Autor

Neuerscheinung

Herbert A. Löhlein:

Charakterkunde
leicht verständlich

Dieses Buch ist eine praktische Hilfe und ein verläßlicher Ratgeber für alle, die Menschen erkennen und beurteilen möchten.

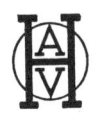

Annelies Huter Verlag / München